Bases científicas
para la restauración física
y moral de una nación

Bases científicas
para la restauración física
y moral de una nación

Mauricio González Arias

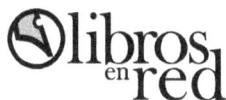

libros en red

www.librosenred.com

Dirección General: Marcelo Perazolo
Diseño de cubierta: Daniela Ferrán
Diagramación de interiores: Javier Furlani

Primera edición en español - Impresión bajo demanda

© LibrosEnRed, 2014
Una marca registrada de Amertown International S.A.

ISBN: 978-1-62915-031-4

A mi abuela Carmen por su ejemplo eterno de amor y paciencia.

A mis padres por su nobleza de carácter.

A mi hermosa Mayte por que ella es la fuerza detrás de este libro.

A Maximiliano por permitirme sentir lo hermoso de ser padre y al mismo tiempo la responsabilidad sobre su futuro.

"Atención al cuerpo, almario del alma, con cuya contribución y desgaste vive ella cuanto vive, por más espiritual que ello sea. Y atención al alma, animador del cuerpo, que debe racionalizarlo, regirlo y ennoblecerlo".

Marcelino Llamera

Razón de esta obra

A pesar de la vasta mayoría de necesidades que han surgido en las últimas décadas en todos los rincones del planeta, es necesario identificar las que representan una verdadera plataforma para el progreso humano. Las más vitales para dicha tarea son la de evitar que el ser humano se enferme prematuramente y sembrar de manera práctica los ideales de honor, templanza y bien común. Al atender estas carestías el humano podrá expresar enteramente lo que su interior persigue.

El ideal de la salud sugerido por la organización mundial de la salud establece que para promover el bienestar social, la fisiología humana debe estar en óptimas condiciones. En otras palabras, para gozar de justicia hay que estar sano de cuerpo y fuerte de mente y espíritu. Afortunadamente a nuestro alcance están las herramientas más poderosas para obtener dicho movimiento social: nutrición, educación y ejercicio.

Existe una enorme masa de evidencia que sugiere que una alimentación moderada y basada primordialmente en frutas, vegetales, semillas, cereales integrales, tubérculos, legumbres, con muy pequeñas adiciones de alimento animal provee beneficios excepcionales al desarrollo del ser humano.

Este patrón dietario es normalmente bajo en grasa, particularmente del tipo saturada, alto en fibra y fitoquímicos que bloquean el crecimiento de células cancerosas, incrementan la sensibilidad a la insulina (prohíbe la aparición de la diabetes) y retardan notablemente la acumulación de basura intra-celular en los tejidos. Cuando este patrón es fusionado a un programa de entrenamiento físico los beneficios son incrementados exponencialmente.

Al incluir una gama completa de productos vegetales se produce una sinergia de micronutrientes y sustancias protectoras que supera por mucho a la dieta típica centrada en tejidos animales y harinas de mala calidad. Estudios epidemiológicos y experimentales han confirmado el poder protector que la dieta natural confiere contra la hipertensión, obesidad, diabetes, ciertos tipos de cáncer e infartos cerebrales. Cabe mencionar que también existen datos fuertes que demuestran notables mejoras en otros aspectos menos concurridos, tales como: estado de ánimo, reducción en los episodios depresivos, mejor vida sexual, embarazo con menor incidencia de complicaciones, bebés más sanos y delgados, etc.

Esta obra expondrá de manera resumida el fundamento científico por el cual un patrón de alimentación basado en alimentos naturales con un entrenamiento físico conduce a un estado superior de salud. Además, se habla sobre la imperante demanda de construir sujetos moralmente fuertes con el fin de que sus ejemplos estimulen los espíritus jóvenes a mantener una sociedad estructurada en el bien común; ideal humano por excelencia. Es la esperanza del autor que esta obra sirva para la construcción de una nación fuerte, moralmente sólida y longeva, que en estos días Latinoamérica aguarda con ahínco. A ti, tierra mía, que todo me has dado sin yo siquiera pedirlo.

"Los desarrollos modernos, tales como mejores ambientes de trabajo y cobertura médica pueden enmascarar los efectos negativos de una nutrición excesiva... no obstante, investigaciones en humanos y animales demuestran que podemos mejorar notablemente la salud humana al implementar una dieta basada en plantas y reducir la energía ingerida retardando así el envejecimiento y obteniendo una talla y peso moderado"

Dr Thomas Samaras. Epidemiólogo de clase mundial. Líder internacional en la investigación de los efectos de la obesidad en la salud occidental

Introducción

La obesidad, decía William Harvey, es la condición sine qua non para invitar a la enfermedad. Hoy en día es una certidumbre que entre más grueso es el cuerpo, más rápido comienza el envejecimiento de sus órganos, y por ende, la vida humana resulta más corta e ineficiente. Entonces, una de las prioridades del ser humano impuesta por su propia biología, es la de mantener un cuerpo delgado y fuerte por siempre.

Las estadísticas actuales demuestran que al menos el 65-70% de los habitantes de los Estados Unidos, y cerca de un 70-73% de los habitantes de la República Mexicana padecen sobrepeso y obesidad. La cantidad de diabéticos en México ha aumentado exponencialmente en directa relación con la marea de obesidad, y actualmente se estima que hay cerca de 8 millones de personas con esta enfermedad en nuestro país. Es necesario comentar que el impacto que esto produce no es traducible en palabras o números ya que interfiere en cosas tan triviales como la comunicación familiar y amenaza su economía como ninguna otra cosa.

Lo más preocupante hoy en día es sin duda la insólita tasa de infantes gruesos, ya que de acuerdo a las investigaciones de Serdula et al, el 40% de los niños obesos lo continuarán siendo de adultos. Esto en esencia significa que la población no se enferma de grande sino que crece enfermándose. La lista de enfermedades que son potencialmente causadas por la obesidad es extensa, entre ellas destacan: infartos, diabetes, embolias, enfermedad biliar, cirrosis, cáncer de colon, mama, riñón, etc. Otros estudios han calculado que solamente en los Estados Unidos de Norteamérica más de 280,000 muertes al año están relacionadas al exceso de grasa corporal.

Mark Lalonde escribió en su famoso documento "A new health perspective" que el ambiente y el estilo de vida son a menudo los que determinan el curso de la salud en la raza humana y que mientras es sencillo lograr que una persona busque ayuda cuando este enferma, no lo es tanto al momento de aceptar medidas preventivas para evitar la llegada de esta.

No se necesita más preámbulo a un asunto harto discutido. Lo que se requiere es fortaleza de carácter para adoptar una nueva estrategia de vida; una donde podamos llegar a ser viejos fuertes y lúcidos y donde el cese de nuestras funciones orgánicas sea un desenlace indoloro (esperanzadoramente a una edad avanzada)

"Es mi punto de vista que la forma de vida vegetariana por su puro efecto físico en el temperamento humano, influiría benéficamente en toda la humanidad"

Albert Einstein. Diciembre 27, 1930. Einstein Archives

EVIDENCIA ESTADÍSTICA
SOBRE EL EFECTO ANTI-OBESIDAD
DE LA NUTRICIÓN CENTRADA EN PLANTAS

Sin duda, el estudio que más ha otorgado información sobre la dieta vegetal es el Adventist health study (AHS). Los preceptos de la iglesia adventista están basados en que los hombres deben de tener un cuerpo sano para disfrutar de una vida espiritual rica. Esto ha hecho de este grupo de personas un universo interesante a la hora de buscar datos científicos.

El estudio mencionado recopiló datos sobre 34,000 miembros de esta comunidad y los separó entre aquellos que seguían una dieta basada en plantas y los que seguían adoptando una dieta americana normal. Se pudo concluir que el 46% de los adventistas eran vegetarianos mientras que el 54% restante no lo eran. Al procesar todas las variables, lo primero que resaltó dentro de los resultados preliminares era la marcada diferencia en el peso corporal entre ambos grupos.

El índice de masa corporal, medida que sirve para generarse una idea del grado de sobrepeso y obesidad de un hombre o mujer, mostraba que el grupo de sujetos que consumían una dieta basada en alimentos naturales de origen vegetal se encontraba dentro de parámetros de peso recomendables, mientras que los sujetos del grupo de los que consumían una dieta normal con carnes, embutidos, harinas blancas, etc., mostraban una tasa más elevada de sobrepeso y obesidad. Otro estudio cuidadosamente diseñado llevado a cabo por Appleby et al (Oxford Vegetarian Study) examinó igualmente la relación entre el consumo de una dieta vegetal y el peso corporal en Gran Bretaña.

Los resultados fueron muy parecidos ya que la vasta mayoría de los sujetos que mencionaban seguir una dieta vegetal, tenían un IMC por lo menos 2 puntos menor a sus contrapartes que consumían una dieta mixta.

Un estudio importante que denota esta evidente relación es el famoso estudio EPIC (European Prospective Investigation into Cancer and Nutrition) el cual intentaba buscar respuestas sólidas sobre si el sobrepeso y la obesidad estaban relacionadas con algún tipo de cáncer. Por supuesto, después de varios años se comprobó que en efecto, el sobrepeso incrementaba el riesgo de padecer cáncer de mama y colon. Sin embargo, lo que interesa a nuestro lector es que se demostró que los vegetarianos tenían niveles de sobrepeso y obesidad significativamente inferiores al resto de la población europea.

Estos resultados, cabe mencionar, son transportables a la comunidad infantil. En la parte final de los años ochenta, un grupo de investigadores analizó la talla y peso de 870 niños de entre 7 y 18 años cuyos hábitos de alimentación eran basados en plantas. A través de un diligente escrutinio se llegó a la conclusión que no solamente los niños vegetarianos tenían un estatura adecuada sino que eran notablemente más delgados.

Los mismos investigadores condujeron un estudio longitudinal donde se siguieron cuidadosamente por 2 años a 2,272 niños de entre 6 y 18 años de edad los cuales atendían a escuelas públicas y adventistas. Se pudo reconocer que las niñas adventistas (vegetarianas) tenían una estatura parecida a las no vegetarianas y que eran, además, significantemente más delgadas.

Otro hallazgo valioso de comentar es que las niñas cuyos hábitos alimenticios se basaban en vegetales presentaban un retardo de 1 año aproximadamente en la maduración puberal, lo cual sin duda ofrece una protección para cánceres ginecológicos en la adultez ya que se ha podido observar que las mujeres que viven en occidente comienzan con su menstruación tempranamente y a su vez tienen una mayor incidencia de cáncer de mama que países donde las verduras son el centro de mesa. Por otro lado, interesantemente, Adlercreutz et al han demostrado que los alimentos ricos en fibra incrementan las proteínas transportadoras de estrógenos libres en la sangre, ofreciendo a las mujeres que consumen una dieta vegetal una mayor protección contra el cáncer de mama y endometrio.

De hecho Schultz descubrió que mujeres con hábitos de alimentación basados en plantas y que se ejercitaban diariamente tenían una cantidad menor de las hormonas que están vinculadas con cáncer de mama y endometrio. Un estudio actual llevado a cabo por una universidad australiana demostró en un conjunto de 215 niños y niñas que consumían una dieta vegetal que la tasa de sobrepeso y obesidad era igualmente muy reducida y además sus perfiles de colesterol y triglicéridos estaban dentro de los rangos óptimos para evitar enfermedades como la diabetes y los infartos agudos al miocardio.

Se pudiera ofrecer, sin dudar, una cantidad mayor de datos que los presentados aquí, aunque solo se estaría confirmando lo obvio. La dieta centrada en frutas, verduras, cereales integrales y semillas mantiene a las poblaciones humanas delgadas y con una incidencia mínima de enfermedades crónico-degenerativas.

"Corpora sicca durant (El cuerpo delgado vive más)"

Cicerón 106-43 a.C. Jurista, político, filósofo, escritor y orador romano.

Consecuencias generales
de la obesidad y como las enfermedades
degenerativas nacen de ella

Inflamación crónica

Se ha expuesto previamente que la obesidad es una antesala a la enfermedad crónica degenerativa. Los mecanismos son variados y complejos. No obstante, hay vías muy bien establecidas que describen como el exceso de grasa corporal corroe de manera lenta la estructura física y funcional del organismo humano.

La masa grasa que se construye a medida que la obesidad avanza se convierte en una fuente de sustancias tóxicas que se liberan diariamente en cantidades pequeñas, pero que al correr de los años causan estragos de manera global en el organismo. El tejido adiposo (grasa corporal) es fuente de más de 50 sustancias perfectamente reconocidas que lesionan crónicamente a los órganos, en especial al recubrimiento interno de los pequeños vasos y arterias (endotelio). Dentro de estas sustancias encontramos el factor de necrosis tumoral (FNT) y la interleucina 6 (IL-6).

El tejido graso, en especial el visceral (abdominal), vive en una tensión de oxígeno reducida lo cual lo hace débil y potencialmente infectable. La respuesta del cuerpo es mandarle células inmunológica con el fin de protegerle ante cualquier amenaza de infección.

Sin embargo, estas células (en particular las llamadas macrófagos) comienzan a liberar FNT, IL-6, etc. Estas sustancias se encuentran elevadas en pacientes con cáncer y que han sufrido recientemente un infarto.

La vasta mayoría de personas con obesidad resultan tener cantidades significativas de estos marcadores en sangre. La IL-6 es relevante para nuestro mensaje ya que induce la producción de la proteína C reactiva. La proteína C reactiva (PCR) es uno de los marcadores más importantes de inflamación crónica en los humanos, también asociada a la obesidad, diabetes, infartos, etc.

Esta proteína induce a su vez la síntesis de otra gama de moléculas, tales como la molécula de adhesión vascular, la cual termina por maltratar las paredes internas de las arterias y vasos pequeños, conduciendo a su degeneración y finalmente a su ruptura. (Nótese el efecto "cascada" que la obesidad genera) Esto es razón por la cual la obesidad desemboca en miles de infartos y amputaciones al año en países industriales y en vías de desarrollo.

La proteína C reactiva es un excelente indicador del grado de inflamación, al grado que es posible pronosticar el riesgo de una persona de desarrollar diabetes, infartos, embolias, etc., en personas que se mantienen asintomáticas, en relación a los niveles sanguíneos de dicha sustancia.

Una variedad extensa de estudios han demostrado que la distribución de la grasa corporal es quizás más predictiva de enfermedades crónicas que la cantidad total. De hecho, investigaciones serias han sugerido que la medición de cintura es mucho más rica en diagnóstico que el peso corporal o el índice de masa corporal.

Resulta evidente y lógico pensar que la pérdida de esta masa grasa resulta en una disminución de tan mencionadas sustancias tóxicas. En efecto, una serie de experimentos han demostrado que un programa de reducción de peso y/o ejercicio, causa una súbita disminución en la liberación de estas sustancias. Estrategia que produce una esperanza social.

Lípidos intramiocelulares y resistencia a la insulina

Se ha comentado el efecto sistémico que causa una excesiva grasa corporal. Ahora bien, los moléculas de grasa como los triglicéridos, a menudo infiltran las fibras musculares y forman una verdadera barrera para el efecto de la insulina. Es precisamente aquí donde la brecha entre obesidad y diabetes se acorta.

Los grandes estudios de fisiología humana han mostrado consistentemente que la grasa que uno ingiere en los alimentos se utiliza solo en una cantidad mínima para producir energía, siendo el resto de ella para almacenamiento en los distintos compartimentos del cuerpo. Es decir, "grasa que comes es lonja que nace" De manera opuesta, la ingesta de alimentos altos en carbohidratos complejos y proteínas son usados rápidamente para energía y construcción, colaborando muy poco a la deposición de tejido adiposo. El mecanismo por el cual estos depósitos grasos invaden los músculos y terminan produciendo resistencia a la insulina (pre-diabetes) y posteriormente, diabetes, es sencillo de explicar.

Estos depósitos se conocen como lípidos intramiocelulares (LIMC) y son gotas de moléculas grasas que están localizadas cerca de las mitocondrias y que sirven como una "gasolina" inmediata para la producción de energía. A través de estudios de imagen se ha podido confirmar que los niveles de LIMC se incrementan notablemente en sujetos delgados y sanos después de una dieta alta en grasa por 7 días.

No es difícil deducir la cantidad de estas sustancias en las células de personas con sobrepeso que han consumido dietas altas en grasa por más de 10 años. Pero ¿Cuál es la importancia de que los músculos del humano se vean penetrados por grasa? La insulina es una hormona que tiene varias funciones orgánicas, pero quizás de ellas, la regulación de la glucosa sanguínea sea la primordial. Después de haber comido, la glucosa se absorbe en el torrente sanguíneo buscando penetrar el interior de las células donde finalmente producirá energía y así el organismo humano pueda continuar viviendo.

Se ha mencionado que los músculos viven una recepción inusual de grasa durante la obesidad y gracias a los clásicos estudios de DeFronzo et al sabemos que la mayor resistencia que presenta el cuerpo a la insulina en sus etapas iniciales sucede en la masa muscular. En pocas palabras: Obesidad → grasa muscular → grasa en distintos órganos→ resistencia a la insulina → diabetes. Creemos imposible simplificar más este proceso.

Disfunción Mitocondrial

Las mitocondrias representan el ejemplo perfecto de cómo la evolución avanza mediante la cooperación. Estos organelos celulares, de acuerdo a la tesis de Margullis, fueron en algún punto de la historia del planeta tierra bacterias que podían procesar las altas concentraciones de oxígeno y producir energía. Otra bacteria tenía en su centro (citoplasma) ricos nutrientes pero carecía la capacidad de sacar ventaja de estos ya que no los podía metabolizar en presencia de oxígeno.

Entonces, parecido a los negocios actuales, ambas partes se conocieron y aceptaron la ventaja evolutiva que sucedería al trabajar juntas. La mitocondria se convirtió en un trabajador superior y su contraparte bacteriana, en su socio capitalista. Esta relación subsiste y la encontramos en las células de los tejidos más importantes de los seres humanos, tales como el corazón, cerebro, riñones, músculos, hígado, etc.

Una enorme legión de investigadores han dispuesto literalmente sus vidas al estudio de las funciones de estas pequeñísimas maquinarias celulares. Dentro de ellos destaca Otto Heinrich Warburg. La razón de la primacía de este científico en nuestra tesis es debido a que sus arduos y pródigos trabajos demostraron que las células humanas mantienen su salud a través de la energía que producen las mitocondrias.

De hecho, existe una hipótesis llamada "Warburg" la cual sostiene que los tumores solo proliferan cuando la capacidad de producir energía a través de la vía mitocondrial normal se sale de control y se vuelve aberrante. El cáncer es por supuesto tema de otra obra, pero es interesante recordar que, como mencionamos al principio, la obesidad promueve muchos tipos de cáncer y a su vez, la obesidad produce disfunción mitocondrial. He aquí el nexo.

Schrauwen y Henderling han demostrado en varios experimentos únicos en su clase que muchas veces la cantidad de grasa infiltrada en los músculos de sujetos diabéticos y con sobrepeso es parecida al de sujetos sanos, pero que la capacidad con la que las mitocondrias procesan esa grasa es notablemente distinta.

En una de sus investigaciones estos científicos probaron que la función global de estos importantes organelos estaba menguada en un 50% en los sujetos diabéticos. La razón de este daño a nivel mitocondrial es una red interminable de reacciones químicas, sin embargo, el resultado global parece responder a una máxima de la biología que dice "Lo que no se usa se atrofia".

Los genes que mantienen a las mitocondrias sanas y en cantidades óptimas se empiezan a apagar cuando los humanos dejan de esforzarse físicamente y comen de más. Es casi como si la biología mandara a un emisario a que te leyera un reporte: "Juanito, para que quieres tantas mitocondrias si ni te levantas de la silla y comes como si el mañana no existiera".

Varios autores han reportado que el entrenamiento cardiorrespiratorio (carrera, bicicleta, cuerda, etc.) y de fuerza (lagartijas, sentadillas, pesas, etc.) induce a que el cuerpo produzca más mitocondrias y que estas se vuelvan más efectivas. Mootha ha publicado que a menor condición física, menor eficiencia mitocondrial. Gravísimo efecto secundario del sedentarismo.

A finales de los años noventa se introdujo en el mercado una línea de medicamentos para el control de la diabetes conocido como tiazolidinedionas los cuales actúan induciendo una mayor sensibilidad a la insulina a través de estimular una proteína llamada PPARg.

Esta proteína es naturalmente estimulada por el ejercicio a niveles suficientes para causar una mejoría parecida o mayor en pacientes pre-diabéticos. La única diferencia es que el ejercicio mejora la función cardiaca y la salud general mientras que la roglitazona ha sido vinculada a falla cardiaca congestiva y actualmente tiene 13,000 demandas por daños físicos severos. Como casi siempre sucede, las drogas componen algo y descomponen otra cosa. En cambio, la modificación del estilo de vida genera efectos secundarios benéficos en casi todas las aras de la existencia humana (¿no es esto el mejor negocio?)

Claramente la respuesta a las enfermedades degenerativas no será encontrada en las drogas sino en el modo en que el humano conduce su vida. Hemos mostrado como la inactividad física reduce la cantidad y calidad de la maquinaria de respiración celular del hombre lo que conduce tarde o temprano a la diabetes, infartos, ciertos tipos de cáncer y otras enfermedades menos reconocidas. Ahora vale la pena mencionar que rol juega la dieta en esto.

Se ha confirmado en seres humanos que el consumo de una dieta alta en grasa saturada por tan solo 3 días como la que se encuentra en las carnes, embutidos, quesos, etc., produce una reducción del 20% en PPARg. Hoeks et al después de infundir a sujetos sanos una solución de moléculas de grasa vía intravenosa descubrieron que la eficacia de la insulina se redujo de manera importante, así como las concentraciones de PPARg. Kelley et al han observado a través de biopsias tomadas de pacientes con sobrepeso y diabetes tipo 2 que las mitocondrias en estos muestran aberraciones morfológicas; están pequeñas y su funcionamiento es lento e ineficaz.

Esto causa el siguiente ciclo vicioso: la gran cantidad de LIMC en personas obesas o con sobrepeso es transmitida a regiones próximas a las mitocondrias, donde estas, al liberar sus radicales libres, oxidan la grasa generando sustancias toxicas que a su vez lesionan la arquitectura de las mitocondrias (básicamente es algo parecido a una carambola de choque automovilístico) Al correr del tiempo la cantidad y calidad de estos organelos disminuye, incrementándose las probabilidades del diagnóstico de las enfermedades comunes en occidente.

El peor castigo de la obesidad: Envejecimiento prematuro

En alguna parte de la India se sostiene la creencia que cada ser humano, al nacer, tiene fija la cantidad de alimento que habrá de retirar de la naturaleza para mantener su vida. Uno, entonces, puede decidir si desea gastar esa cantidad rápidamente y vivir poco, o comer mesuradamente y vivir mucho con los placeres que de esto se deriva. Esta creencia no puede estar más cerca de la verdad.

Se mencionó al comienzo de esta obra que una consecuencia funesta del sobrepeso y la obesidad es la premura con la que los órganos degeneran. Las razones de dicho proceso son lógicas. A continuación trataremos de explicar algunas.

Citaremos a Samaras et al: "La bien establecida segunda ley de la termodinámica provee una hipótesis que explica dos aspectos del proceso de envejecimiento. La interpretación de este autor es la siguiente: la tendencia de dos cuerpos similares para desordenarse con el tiempo está basado en su masa y contenido energético. Por ejemplo, al incrementar el número de células (obesidad) y la energía requerida para estas, incrementa la posibilidad de que el sistema humano se desordene...el término desorden se interpreta como un rápido envejecimiento del cuerpo".

Varios autores coinciden con la noción de Samaras. DeHeeger ha reportado que en los últimos treinta años, la salud de los países de occidente se ha ido deteriorando en la misma proporción en que nuestros niños crecen más de estatura y de peso. En este estudio la salud se midió de acuerdo a las estadísticas de infartos y algunos tipos de cáncer. Básicamente se pudo establecer una causalidad entre los niveles de grasa corporal y la muerte por todas las causas.

En un estudio prospectivo de 47,690 hombres profesionales de la salud de origen occidental se encontró que estos tenían un 74% mayor de probabilidades de presentar cáncer de próstata, colon y riñón. El autor apunta a que la posible causa de estos es la dieta alta en productos industriales y animales.

Así mismo, este científico concluyó que la promoción de estos riesgos se relacionan a la mayor velocidad de crecimiento que presentan los niños durante la infancia y al mayor tiempo de exposición a la hiperinsulinemia (recuérdese que la insulina se eleva al verse incrementado el porcentaje de grasa corporal)

Un reporte basado en un proyecto a 5 años llevado a cabo por el fondo de investigación mundial del cáncer y en colaboración con el instituto americano de investigación en cáncer reveló que el cáncer pancreático, colorectal, de mama, endometrial, tiroideo y de ovario se encuentran fuertemente ligados a la dieta y los desbalances hormonales. Se concluyó en este artículo con un fuerte remarque de los autores diciendo que la evidencia que muestra la relación entre peso, dieta, estatura y riesgo de cáncer es "…fuerte, consistente e impresionante" En conclusión; la gente gruesa vive menos y con un mayor riesgo de enfermarse durante su vida productiva.

Las enfermedades emblemáticas de los países de occidente son la ateroesclerosis (deposición de grasa en las arterias), disfunciones hepáticas, diabetes, obesidad y cáncer. Existen muchísimas razones mediante las cuales el exceso de grasa puede acortar la vida humana. No obstante, actualmente contamos con descubrimientos que son altamente útiles para explicar la mayor cantidad de los efectos nocivos del comer en grandes cantidades productos grasosos e industriales.

El factor de crecimiento insulínico tipo 1 (FCI-1) es una molécula secretada por varios órganos en el cuerpo y que aunque su trabajo es variado, la vasta mayoría de su acción recae en promover el crecimiento de los huesos, músculos, neuronas e incrementar las concentraciones de hormonas sexuales en el organismo. Las cantidades de esta sustancia se encuentran elevadas en niños como sería lógico de pensar para posteriormente vivir un gradual descenso a partir de los 30 años.

El mecanismo por lo cual grandes cantidades de esta sustancia acorta la vida es debido a que este factor promueve el crecimiento de células cancerígenas, como lo han demostrado varios estudios. Fontana et al llevaron a cabo un estudio que logró arrojar luz a este asunto. Este grupo de científicos se propuso evaluar las relaciones entre la ingesta de calorías, proteínas animales, actividad física y adiposidad en las concentraciones plasmáticas de factores de crecimiento y hormonas ligadas a un riesgo incrementado de padecer cáncer (y por ende, envejecimiento acelerado). Para poder realizar dicho experimento tenían que tener accesos a una población de sujetos que llevaran por lo menos 3 a 5 años con un estilo de vida establecido y regular.

Por lo tanto se recurrió a una comunidad de personas las cuales se alimentaban primordialmente a base de vegetales y frutas sin procesar. El segundo grupo era una comunidad de maratonistas amateur los cuales entrenaban en promedio de 5 a 9 horas por semana. El tercer grupo era el llamado grupo control, el cual estaba formado por personas sedentarias y con hábitos de alimentación occidental. Se tomaron muestras de todos los grupos y se analizaron las concentraciones de insulina, FCI-1, hormonas esteroides y la proteína C reactiva.

Se presenta en la siguiente tabla una comparación de los resultados

	Grupo A (dieta basada en plantas)	Grupo B (Maratonis-tas)	Grupo C (dieta occi-dental)
Energía (Kcal/dia)	1989±556	2634±700	2346±558
Proteína (% de energía)	0.73±0.	1.60±0.4	1.23±0.4
FCI-1(ng/ml)	139±37	177±37	201±42
Insulina ayunas (pico/ml)	2.8±2	2.1±2	5.9±4
Proteína C reactiva (mg/l)	0.52±0.6	0.75±0.9	2.61±3.3

Reproducido de: Fontana L et al (2006) Am J Clin Nutr; 84: 1456-1462

Los datos extraídos de esta investigación claramente muestran como los niveles de FCI-1 y proteína C reactiva son inferiores en el grupo A y B, en comparación con el grupo control, el cual sigue una dieta centrada en animales, grasas y un sedentarismo crónico.

Sabemos que el FCI-1 estimula el crecimiento celular e inhibe la muerte de células enfermas, guiando a posibles tumores. Datos epidemiológicos han apoyado esta asociación positiva entre altas concentraciones de este factor de crecimiento y el riesgo de padecer cáncer de mama, colon y próstata.

Información de varios estudios a corto plazo han mostrado que una reducción en el consumo de proteína animal y grasa saturada reduce de manera importante las concentraciones de esta sustancia en sangre. Esto no es algo nuevo ya que se cuentan con datos fidedignos que demuestran que sociedades agrarias que se alimentan primordialmente a base de plantas tienen una mayor esperanza de vida, tales como los Hunzakutz, los habitantes de Vilcabamba, montañeses de Turquía, etc. Se han reportado casos en estas sociedades de personas con edades superiores a los 125 años.

En conclusión; adoptar una dieta vegetal, estar delgado y activo físicamente promueve la longevidad al reducir la posibilidad de algún crecimiento maligno, el diagnóstico de diabetes, o ateroesclerosis, así como otras enfermedades degenerativas.

Autofagia: el mecanismo limpiador y su relación con la nutrición

Iliá Méchnikov fue quizás el primer científico que exhibiera pruebas concisas que el envejecimiento prematuro humano es causado por una acumulación de sustancias tóxicas a nivel celular las cuales terminan por colapsar el sistema orgánico. Hoy, casi 100 años después, sabemos que la noción de este investigador estaba acertada. El envejecimiento puede ser visto como un desbalance entre la producción de nuevas células y la acumulación de basura producida por estas.

Al pasar del tiempo, todos los organismos multicelulares envejecen e inevitablemente mueren. Esto sucede debido a la "súper especialización" de los tejidos importantes. En el proceso evolutivo, tejidos como el cardiaco, neuronal, renal, retiniano, entre otros; perdieron su capacidad de regeneración al volverse específicos de una función en particular. Por lo tanto, estos tejidos son más proclives a la decadencia y dependen del equilibrio en el día a día de su entorno.

La mayor cantidad de las células madres y otras de rápida división, como los enterocitos (células intestinales) se mantienen en una forma aceptable a través de su vida, ya que las continuas replicaciones que viven logran que los daños moleculares sufridos por su uso se diluyan y no acumulen "basura".

A diferencia, las células súper especializadas han desarrollado defensas a lo largo de su evolución para evitar su degeneración temprana, tales como escudos antioxidantes, membranas celulares selectivas, sustancias "asesinas" de células malignas, etc. No obstante, estos sistemas son muy tenues y los radicales libres logran vencer fácilmente estas barreras dañando el interior de las células. Posterior al daño crónico es que la enfermedad, no importando su nombre u origen, nace.

Un mecanismo evolutivo para remover la basura celular se conoce como autofagia. Este proceso establece una comunicación intrínseca entre la acumulación de moléculas dañadas y la rapidez con la que estas se degradan. Se ha postulado que entre más joven sea un organismo más eficiente es la autofagia. Esto se sostiene ya que se ha encontrado más cantidad de sustancias dañadas a través de estudios en los tejidos de seres humanos ancianos y enfermos.

Identificadas existen un número importante de patologías que han sido fuertemente vinculadas a defectos en la autofagia. La degeneración macular (dentro de las primeras causas de ceguera en los adultos mayores) relacionada a la "edad" está asociada a una profunda acumulación de lipofucsina. Esta sustancia es producto de moléculas dañadas y oxidadas que al unirse generan un material no degradable que resulta casi imposible remover del interior de las células.

Esto, a la postre, hilvana una serie de reacciones moleculares que terminan por degenerar los órganos donde esta se acumula. En la degeneración macular los fotoreceptores oculares solamente no pueden soportar el embate de los radicales libres, ya que la lipofucsina ralentiza sus procesos metabólicos.

La enfermedad de Alzheimer es una causa mayor de demencia senil caracterizada por sustancias aberrantes formadas dentro de las neuronas, las cuales terminan por inducir su muerte. En varios estudios se ha observado que la capacidad de desintoxicación de las neuronas en pacientes con Alzheimer es sumamente deficiente. Así mismo, en la enfermedad de Parkinson se observa la acumulación de alfa sinucleina, tóxico acumulado y toxico parcialmente generado por una reducción en los procesos autofágicos.

Habiendo dicho esto ¿qué relación existe entre la autofagia y la obesidad? Mucha. Sucede que el estímulo más poderoso para inducir esta renovación celular es el ayuno o la restricción calórica. Bergamini et al fueron los primeros en presentar evidencia sustancial que demostrara como grandes cantidades de "basura" se presenta en los hígados de ratones alimentados excesivamente.

Este mismo investigador después de restringir la cantidad de alimento, demostró que las células se regeneran de manera más eficaz y son capaces de comerse la basura celular y desecharla. Varios investigadores han mostrado que el mayor estimulo que puede apagar este sistema vital de recolección de basura es el exceso de insulina. Esto es, a mayor nivel de insulina en sangre, menor eficiencia para sacar la basura celular. Donati et al han sugerido en sus estudios que si un organismo viejo comienza a ser moderado en la cantidad de comida que ingiere, la eficiencia de la autofagia en sus tejidos se eleva a niveles observados en la juventud (nada mal).

Cuervo, prolífica investigadora de este tema, menciona en uno de sus artículos que la manera en la que uno come impacta la salud a largo plazo mediante dos mecanismos importantes. El primero estriba en que los tejidos humanos, de comer moderadamente, no pierden su capacidad de producir energía y reciclar nutrientes lo cual los mantiene "ocupados" y básicamente incrementan su vida útil. El otro mecanismo es la reducción concomitante de basura intracelular. Entonces la obesidad y el sedentarismo promueven, con el tiempo, una elevación crónica de insulina, una falla orgánica para reciclar nutrientes y una ineficiencia con la que se deshace de su basura.

Todo esto desemboca en que la mayor cantidad de enfermedades comunes en los países industrializados se acomoden entre los 50 y 70 años de vida, probablemente debido al efecto final que los malos hábitos acarreados desde la infancia y adolescencia tiene.

HORMESIS: LA JUSTIFICACIÓN DE LO DIFÍCIL COMO VEHÍCULO DE EVOLUCIÓN

Se ha postulado recientemente por una serie de científicos respetados que los seres vivos adquieren una mayor fortaleza física y emocional al ser expuestos constantemente a pequeños "retos". A esta hipótesis se le conoce como hormesis, la cual es la prueba científica de aquel viejo adagio: "Lo que no te mata te hace más fuerte".

Dice el Dr. Yashin, científico del Center for Population Health and Aging en Duke: "La hipótesis de la Hormesis asume que existen capacidades defensivas ocultas que se activan en respuesta a un estrés moderado. Estas capacidades incrementan la robustez y plasticidad de un organismo mejorando su calidad de reparación, compensación y reemplazo de unidades dañadas, así como otros mecanismos de renovación que se oponen al envejecimiento y las enfermedades...Los organismos vivos no envejecerían si cualquiera de sus unidades dañadas fueran reemplazadas o reparadas eficientemente y por lo tanto, las consecuencias de su mal funcionamiento fueran eliminadas. *El proceso de envejecimiento se desarrolla cuando la capacidad de regeneración de un organismo no es suficiente para compensar el daño suscitado.* Esto puede ser retardado al reducir la velocidad del daño producido o mejorando la capacidad de renovación del organismo. Esto se observa en la Hormesis, la cual activa la reparación del ADN, compensación de proteínas dañadas, retiro de componentes tóxicos, reciclaje de proteínas no utilizadas, etc. Estas propiedades de la Hormesis sugieren la idea que la velocidad del envejecimiento puede ser reducida usando señales externas capaces de activar mecanismos (normalmente silenciosos) de defensa o al mejorar los ya existentes".

Aunque se han probado varios agentes horméticos, todos conllevan el inherente problema de la dosis. Por ejemplo, un veneno en mínimas cantidades logra que el organismo se adapte a él y en futuras ocasiones pueda desintoxicarlo mejor de su sistema. Pero, si ese veneno es infundido en mayor cantidad y la capacidad adaptativa del organismo se ve abrumada, este se degenera rápidamente y muere. No obstante existen retos orgánicos inocuos que a la postre, demostrado en varios estudios, mejoran notablemente las capacidades ya mencionadas. Estos retos son el ejercicio y la restricción calórica.

El ejercicio físico moviliza todas las reservas de energía en los órganos de almacenamiento, incrementa la población de capilares sanguíneos, desintoxica los productos de deshecho más fácilmente, etc. Esto es la razón por la cual el Colegio Americano de Medicina del Deporte lleva el eslogan "el ejercicio es medicina". Ahora bien, el mecanismo de esto es interesante y envuelve a la Hormesis. El efecto fisiológico principal de la actividad física es que incrementa la ventilación pulmonar con el fin de introducir oxígeno a los tejidos y se puedan llevar a cabo la metabolización de la glucosa y otras sustancias que producen energía para soportar las demandas metabólicas del organismo humano.

Sin embargo, esta serie de eventos conllevan a que se acumulen sustancias tóxicas tales como el ácido láctico y especies de radicales libres. ¿Cómo puede ser beneficioso el ejercicio si produce sustancias tóxicas? El secreto yace en que la acumulación de estas toxinas es perfectamente contrabalanceada por las defensas del organismo, manteniendo a estas siempre atentas y renovándose constantemente. Por ende, se lidia de mejor manera el paso del tiempo y sus vicisitudes con un organismo que este continuamente "actualizado"

Aunque la mayor parte de los experimentos han sido llevados a cabo en animales, existen varios indicadores que muestran que esto es un hecho en humanos. Por ejemplo, la mayor parte de las enfermedades humanas están concentradas entre las dos últimas décadas de la vida vividas por el humano promedio en ciudades occidentales (55 a 75 años). Paffenbarger et al publicaron que la actividad física continua logra incrementar la esperanza de vida más de dos años. Esto de entrada parece un castigo, algo así como aplazar la agonía de una sociedad que de por sí está enferma de padecimiento crónicos. Pero esto no es el caso.

Fries, después de analizar los resultados de casi 1000 personas durante un estudio longitudinal, presentó ante la sociedad real de medicina datos que mostraban claramente que los inicios de la enfermedad podían ser retrasados hasta 15 años en personas físicamente activas. En palabras de Li "Estos datos indican que participar en una actividad física regular retrasaría la aparición de cualquier enfermedad crónico-degenerativa" El ejercicio si es entonces medicina.

Otros efectos benéficos que otorga el ejercicio físico es que induce el crecimiento de la población mitocondrial.

Este fenómeno es utilísimo ya que previene la pérdida de masa muscular. Solo basta recordar que las mitocondrias son las responsables de la generación de energía destinada a movilizar todos los órganos humanos. Esto tiene potenciales implicaciones en nuestra sociedad ya que una de las causas más comunes de mortalidad y morbilidad en nuestros ancianos son las caídas y la fragilidad. Varios estudios han mostrado que inclusive una simple sesión de entrenamiento físico intenso activa la proliferación de mitocondrias en los músculos humanos.

En una serie de excelentes investigaciones se pudo descubrir que la expresión de PPAR y genes mitocondriales estaba sumamente disminuida en ratas ancianas (24 meses) en comparación con ratas jóvenes (4 meses). Sin embargo, estos científicos lograron revertir parcialmente esta diferencia al someter a las ratas ancianas a un entrenamiento de 8 semanas en una caminadora. Por lo tanto, la prevención, y en algunos casos, la reversión es posible.

Por esto y muchas razones más, el ejercicio es parte fundamental de un proyecto de vida que pueda construir sociedades humanas que soporten el cargo del envejecimiento con mayor solvencia. Además, como bien escribía Mechtnikoff, al lograr que los humanos envejezcan dignamente sin que su sistema nervioso sea golpeado por la degeneración, la continuación de las grandes virtudes adquiridas durante la vida será fácilmente transmitida a futuras generaciones, haciendo de las comunidades humanas más sabias y ecuánimes. Gran necesidad en el mundo moderno y mensaje angular de esta obra. "Etre fort pour être utile" decía Herbert.

La restricción calórica es quizás el mecanismo más investigado y robusto por el cual el cuerpo se mantiene fuerte y envejece despacio. La reducción en el consumo de comida ha sido inequívocamente relacionada a un mucho menor riesgo de padecer enfermedades neurodegenerativas, cardiacas, embolias, cáncer, diabetes, etc. Grandes pestes modernas.

En lo que ahora es un estudio clásico, Tannembaum y Silverstone demostraron que la formación de tumores hepáticos y de piel inducidos por una sustancia altamente cancerígena, eran parcialmente inhibidas por una reducción en la ingesta calórica en animales de experimentación. En este estudio se dividieron a los animales en seis grupos, de los cuales todos variaban en cuanto a la cantidad de alimento diario. Posterior a 3 semanas, los investigadores comenzaron a dosificar el veneno en la región inter-escapular (en medio de la espalda) de las ratas.

Siete dosis fueron dadas a todos los grupos con 5 días de intervalos entre una y otra.

Para que el lector se dé una idea de la toxicidad de la sustancia aplicada basta decir que es un hidrocarburo aromático policíclico, el cual es producido quemando compuestos orgánicos a temperaturas muy altas. Es utilizado ávidamente en laboratorios para inducir cáncer en animales y en cultivos tisulares. Como nota, es uno de los compuestos que "más rápidamente" puede generar sarcomas en ratones.

A continuación presentamos una tabla que demuestra el efecto de la ingesta calórica en la formación de tumores en los animales expuestos a la toxina mencionada.

Grupo	Ración diaria comida (gramos)	Número ratones	Semanas después de la aplicación del carcinógeno Porcentaje de ratones con tumores de piel*					Número de ratones vivos al final del experimento/porcentaje real
			Semana 10*	Semana 20*	Semana 30*	Semana 40*	Final*	
1-23	2.3	37	0	0	0	6	**6**	30 81%
1-26	2.6	45	0	2	2	9	**15**	33 73%
1-29	2.9	50	4	4	10	12	**22**	38 76%
1-32	3.2	48	8	8	10	17	**25**	34 70%
1-36	3.6	50	12	16	18	22	**32**	32 64%
1-40	4.0	49	14	19	25	31	**43**	27 55%

Reproducido de: Tannembaum A, Silverstone H (1949) Cancer Res; 9(12): 724-727

Los resultados hablan por sí mismos. Las cifras son inauditas. Como el lector ya pudo haber notado al final del experimento el porcentaje de formación de tumores en la piel en el grupo con mayor ingesta calórica era del 43% vs 6% en el grupo con la menor ingesta calórica. No hay nada más que decir sobre los potenciales beneficios que esto conlleva para el mejoramiento de la vida humana actual.

Posterior a Tannembaum y su equipo, una enorme legión de investigadores continuó el trabajo comenzado por estos pioneros. Hoy en día existen un sinfín de datos bien establecidos que confirman que uno de las conductas más fuertes para extender la vida de los humanos es la de comer moderadamente (no matarse de hambre, solo comer sapientemente)

Ya hemos mencionado el papel fundamental que juega el factor de crecimiento insulínoide 1 en la formación de tumores cancerígenos. Como justificación obvia, el cáncer es la segunda causa de muerte prematura en las ciudades industrializadas. Por ende, al implementar un plan preventivo que prohíba o retarde la aparición de enfermedades malignas, se podrá prolongar la vida útil y sana de los seres humanos.

Sin embargo el motivo de mencionarlo de nuevo gravita en el hecho de que los niveles de esta hormona son modificables en los humanos a través del consumo justo de calorías y tipo de proteínas. El exceso de estos nutrientes es un rasgo sumamente característico de las sociedades actuales y varias generaciones de científicos han publicado los cambios catastróficos en la salud pública de países que han migrado de una dieta basada en tubérculos, frutas, vegetales, semillas con mínimas inclusiones de alimento animal a dietas altas en harinas refinadas, lácteos, embutidos, enlatados, etc.

Repartidas a través del océano pacifico existen cientos de islas agrupadas en tres regiones conocidas como Melanesia, Micronesia y Polinesia. Si existe un claro ejemplo de la destrucción total de la salud pública de los pueblos, es el de estos países.

En al menos 10 de los países de las islas del pacifico, el 50% de los habitantes tienen sobrepeso y obesidad. En algunos sitios, esta cifra llega al 90%. La prevalencia de diabetes en esta región es de las más altas en el mundo llegando a ser del 47%. A pesar de la "súper ingesta" de estos habitantes, se ha descrito que la incidencia de deficiencias de minerales y vitaminas se incrementa cada año. Por si fuera poco, el 40% de la población padece de enfermedades no comunicables, tales como: hipertensión, enfermedad cardiovascular, osteoartritis, etc. Como es esperado, el 60% del gasto de salud es drenado por estas condiciones TOTALMENTE PREVENIBLES. Comenta el Dr Waqanivalu, "Los alimentos tradicionales han caído en desuso, son incapaces de competir con el glamour y mercadotecnia de los alimentos importados" Esta cultura descrita alguna vez como fuerte, ágil y longeva por sus descubridores solían basar su nutrición en tubérculos, frutas, vegetales y pescado. Eso, por supuesto, es cosa del pasado. Los embutidos enlatados, los panes blancos que nunca se descomponen, los quesos y otros productos son los que reinan en el mercado del pacifico.

Fontana et al en un artículo cuidadosamente diseñado aportó luz a un hecho que probablemente explique, al menos en parte, el porqué del deterioro en la salud de pueblos como los del pacifico bajo un régimen de alimentación occidental. Dicho científico logró demostrar que la reducción en el exceso de proteína animal conduce a niveles inferiores del FCI-1, y por ende retarda el envejecimiento prematuro experimentado en ciudades modernas.

Esto lo hizo midiendo los niveles de esta hormona en sangre de sujetos los cuales se alimentaban primordialmente a base de plantas sin procesar y lo comparó a los niveles encontrados en sujetos que seguían una dieta únicamente restringida en calorías. Lo que importa a nuestra obra es que los sujetos que restringían únicamente las calorías no tenían niveles óptimos de esta hormona a diferencia de los que se abstenían de productos animales, lo que sustenta la teoría que afirma al exceso de proteínas animales como uno de los causantes del envejecimiento prematuro.

Tal vez esta sea la razón por la cual el estudio Oxford Vegetarian Study demostró una reducción del 25% en mortalidad de todas las causas en sujetos que no consumían carne y a los cuales se les siguió por 12 años. Para finalizar nuestra tesis es necesario mencionar uno de los estudios, que al gusto del autor, representa una fuertísima evidencia en pro del efecto regenerador de una alimentación moderada.

Un enorme equipo de investigadores, conociendo el incremento de la longevidad inducida por la restricción calórica en muchas especies tales como levaduras, bacterias, gusanos, moscas, arañas, roedores, conejos monos y humanos se propuso estudiar el efecto que tenía el suero (parte desprovista de glóbulos rojos en la sangre) de sujetos que habían sido sometidos a dos regímenes dietarios distintos en cultivos de células cancerosas (hepatomas) así como marcadores de longevidad.

El primer grupo era de sujetos sometidos a una restricción calórica del 25 por ciento. El otro grupo se le denominó de ayuno alternado. Ambos grupos fueron comparados a un grupo control el cual no hizo cambio alguno en su alimentación. En el grupo de ayuno alternado se le solicitaba a los sujetos que un día comieran lo que quisieran y al otro ayunaran por 20 horas. El grupo de ayuno lo implementaron en base a varios investigaciones que marcaban que esta estrategia hacia más resistentes a los tejidos humanos sanos a fuertes insultos como drogas citotóxicas (quimioterapia)

Las muestras de ambos grupos fueron tomadas antes de que los participantes implementaran las estrategias alimentarias y luego de 3 meses en sus respectivas dietas. Los resultados fueron analizados y comparados con el grupo control. Dentro de los resultados preliminares se pudo observar que el suero del grupo de ayuno alternado logró reducir la proliferación de las células tumorales hepáticas in vitro en un 9.3%. Además, en el grupo de la restricción calórica se notó que la expresión de la proteína Sirt1 se incrementó en un 20%. Esta proteína es un marcador de longevidad ya que induce la proliferación mitocondrial y hace más resistentes los tejidos al embate de los radicales libres, extendiendo su vida funcional.

En el mismo año de esta investigación el Dr. Ornish ya había publicado que seres humanos afectados por cáncer de próstata, al implementar una nutrición basada en plantas, ejercicio y control del estrés, producían hasta 8 veces más anticuerpos contra las células cancerosas que pacientes que solo recibían quimioterapia.

Por si fuera poco, también se pudo constatar que los genes implicados en el comienzo del cáncer (oncogenes) se empezaban a "apagar" progresivamente en los pacientes que basaron su nutrición en vegetales, frutas, semillas, legumbres y tubérculos.

Ahora bien, la intención de comentar estos sofisticados estudios no es el impresionar al querido lector, sino el de probar la adaptación que el cuerpo humano experimenta cuando adopta una dieta natural y ejercicio físico como filosofía de vida. Sin embargo, en términos generales, un estilo de vida "unitivo" como el hartamente mencionado ejerce su poderío al retrasar o revertir las enfermedades más comunes en nuestros tiempos.

Por ejemplo, datos actuales en sujetos que se han sometido voluntariamente por más de 10 años a una restricción calórica moderada, han mostrado que esta es: "sumamente eficaz al reducir el riesgo de enfermedad ateroesclerótica, la causa número uno de morbilidad y mortalidad en Occidente" Además, la estructura del tejido cardíaco permanece "joven" al correr de los años es estos sujetos (elasticidad cardiaca)

La población de Okinawa es una de las más estudiadas en el mundo ya que cuenta con la mayor cantidad de centenarios en el mundo. Esta sociedad ha sido sujeta al escrutinio científico de los países de Norteamérica, Asia y Europa. Se han adquirido estadísticas donde se observa que el consumo energético en esta población es en promedio 10 a 20% menor que otros países. Los niños de dicha región solo consumen el 62% de las calorías consumidas por otros niños en diferentes regiones occidentales.

El índice de masa corporal promedio en los habitantes de Okinawa es de 21, lo cual es óptimo para un envejecimiento lento y protección contra de enfermedades crónico degenerativas.

No solo eso, sino su alimentación depende en más del 90% de frutas, vegetales, tubérculos, soya y frutas. Los alimentos de origen animal son utilizados como suplementos muy escuetos en la dieta. Análisis nutricionales han descrito que este patrón de alimentación es adecuado en nutrientes y particularmente alto en antioxidantes y vitaminas.

En conclusión, la restricción calórica parece ser una defensa evolutiva primordial en todas las especies, la cual evita y retarda la aparición de enfermedades degenerativas. Hara hachi-bu "come hasta estar 80% lleno" decían los ancianos de Okinawa. Más cierto imposible

"Un orden inherente puede ser observado en el mundo. El sol jamás deja de salir. La noche invariablemente le sigue al día y la primavera al invierno. Los seres vivos, así como los inanimados, son construidos en cierta forma y están definitivamente relacionados entre ellos. La vida se adapta a su bagaje cósmico y el bagaje cósmico se adapta a la vida. Todas las cosas encontradas en la tierra y en los cielos están hechas de la combinación de menos de cien elementos. A pesar de ser muy numerosos, están emparentados a todos y se comportan de una manera ordenada por su estructura, ya que la naturaleza es incapaz de caprichos"

Alexis Carrel. Médico Premio Nobel 1912

Pruebas científicas sobre la superioridad de una nutrición natural y centrada en plantas

Es una certeza científica que la dieta que los ancestros directos del homo sapiens (7-5 millones de años atrás) consumían era compuesta 95% de frutas, semillas, tallos y hojas verdes, siendo el resto huevos y/o insectos. La proteína ingerida por aquellos seres era casi en su totalidad vegetal y la fibra consumida en los albores de la humanidad era mucho superior a la ingerida actualmente (200 g vs 20 actualmente). El consumo de sodio era abismalmente inferior al visto hoy en día y el potasio ampliamente superior. Está de más decir que los cereales eran casi nulos con la excepción de algunas variedades silvestres, y además eran ingeridos en su estructura natural. Por supuesto los lácteos no figuraban ni en los más alocados sueños de nuestros ancestros.

Una hipótesis sostenida por ya muchos años es que debido a que el hombre se volvió carroñero y cazador, es que su cerebro encontró el sustrato ideal para expandirse además de incrementar su estatura corporal. No obstante, esta decisión pudo haber sido tomada debido a la falta de cultivos y las temporadas sin alimento vegetal disponible, haciendo de la caza una inteligente y necesaria estrategia, por la cual muy bien pudimos haber proliferado a los niveles actuales.

Sin embargo, existe evidencia que demuestra que el consumo de carne fue puesto en marcha casi un millón de años atrás del supuesto ancestro "comedor de carne", sin presentarse un crecimiento relevante en su tejido cerebral. O'Connell y Hawkes han publicado varios artículos describiendo el modo de vida de tribus cazadoras modernas (Handza), donde pueden pasar meses sin atrapar ninguna presa, por lo que alimentan a su familia a base de tubérculos, frutas y huevos de distintos animales. Dicho sea de paso, estas tribus mantienen armas como arcos y lanzas, utensilios mucho más modernos que los utilizados en los tiempos del homo erectus.

Richard Wrangham y su equipo de la universidad de Harvard han relacionado estos hechos y han formulado que el crecimiento cerebral pudo muy bien haber sido iniciado paralelamente por el consumo de sustancias vegetales altamente energéticas tales como la papa, la casava, la yuca, etc., agregando un enorme valor calórico a la entonces dieta principal de nueces, hojas y frutas.

Bellomo ha confirmado esta noción al encontrar restos de cuevas humanas donde el fuego ya era controlado hace 1.6 millones de años atrás, justo cuando el predecesor del hombre comenzaba su ascenso (homo erectus).

Clifford Jolly y su equipo publicaron en 1970 una teoría describiendo como, de acuerdo a la forma y función de los molares humanos, los proto-humanos pudieron haber empezado su lento camino evolutivo mediante el consumo de granos y semillas. Debe decirse que a pesar de las teorías sobre las exactas conductas y razones alimentarias del pasado, muy probable es que la dieta de los primeros seres del grupo Homo se haya compuesto de una mezcla de plantas y tejidos animales, haciéndonos inevitablemente omnívoros.

Recientes publicaciones han puesto de manifiesto que la supuesta "dieta" que nuestros ancestros comían antes del advenimiento de la revolución agrícola, era la más adecuada para nuestra especie. En efecto, varias publicaciones serias han sugerido que el hombre esta genéticamente diseñado para comer frutas y vegetales silvestres, hojas verdes, semillas y tejidos animales.

Además, estos grupos de investigadores han echado andar experimentos en donde retardan la aparición de enfermedades con este régimen. Sin embargo, estos comités niegan ciegamente el hecho científicamente más respaldado de todos: los sujetos que se alimentan primordialmente a base de plantas viven más años y con mucha menor incidencia de enfermedades crónico degenerativas.

De cualquier manera vale la pena comentar que la mayor cantidad de sociedades sanas y longevas consumen pequeñas cantidades de alimento animal. No obstante las cantidades son tan insignificantes que es un disparate pensar que el efecto salutífero de su dieta se deba a eso y no al otro 93-97% de su alimentación, la cual son plantas.

En conclusión, la especie humana comenzó probablemente como comedora exclusiva de plantas, pero a través del tiempo, las circunstancias le forzaron a adoptar la matanza de animales para prevalecer y seguir su reproducción. Esto se traduce en una diversidad de fuentes de alimentación y un incremento en el valor nutricional de la misma. El hombre, entonces, es omnívoro, o como lo ha descrito McCardle, "un comedor oportunista".

Pero la forma de nuestra alimentación actual debe ser medida por nuestras circunstancias y conocimientos. Estos dictan que una dieta predominantemente vegetal conserva y mejora la vida humana. Cantidades mínimas y esporádicas de alimento animal difícilmente impacten negativamente en la salud humana.

Dejando un poco el argumento antropológico, el cual se estudia en base a eventos pasados y que ninguno de los científicos que lo discute ha vivido, pasemos a describir hechos que sustentamos y podemos probar. Es una certeza que las enfermedades que nosotros los occidentales tememos se deben en su vasta mayoría a los daños celulares infligidos por unas famosas sustancias llamadas radicales libres. A este insulto celular se le conoce como daño oxidativo.

El daño oxidativo resulta cuando el balance fino entre la generación de radicales libres y las defensas corporales (antioxidantes) resulta ineficiente. Los radicales libres son compuestos altamente reactivos que alteran la estructura de la membrana celular haciéndola permeable y esclerosándola al grado de que ya no resulte funcional. La fase final es una célula que ya no puede nutrirse adecuadamente y además sus desechos no pueden ser dispuestos con eficiencia.

Se ha hipotetizado que este proceso degenerativo juega un papel fundamental en la enfermedad cardiaca, en la iniciación del cáncer, la formación de cataratas, el proceso de envejecimiento prematuro, enfermedades inflamatorias y una vasta lista de males neurológicos. Estos son los grandes causantes de la mayoría de las muertes prematuras en el mundo occidental.

Estos compuestos pueden ser producidos mediante los mecanismos naturales del cuerpo como producto final de sus reacciones metabólicas o como ataques externos a través del tabaco, alcohol, radiación y la dieta. El sistema anti-oxidante del cuerpo contiene sustancias altamente evolucionadas que remueven los radicales libres de la circulación antes de que el daño ocurra, eliminando moléculas degeneradas y previniendo posibles mutaciones.

Cabe mencionar que las membranas celulares de la raza humana son producto de una ingeniería evolutiva perfecta que fue concebida para resistir ataques inconcebibles en otras especies. El equipo de Hulbert y Pamplona han comparado la estructura de las membranas celulares de distintas especies longevas con la del humano y han comprobado que la de este último fue diseñada para subsistir muchos más años de los vividos actualmente. En resumen, aproximadamente 115-120 años debe ser la esperanza de vida promedio de los seres humanos en base a la estructura de su hermosa membrana celular toda poderosa. El problema de la muerte prematura, apuntan estos investigadores, yace en los fuertes tóxicos que destruyen la membrana celular, como el tabaco, alcohol, drogas, exceso de grasa corporal, etc.

La amplia gama de enzimas antioxidantes en nuestro cuerpo necesitan minerales que provienen primordialmente de las plantas. Algunas personas presentan severas deficiencias de antioxidantes, tales como el selenio en los pacientes en diálisis y receptores de órganos. Algunos estudios han mostrado que al suplementar con selenio a estas personas se incrementa el poder antioxidante de sus eritrocitos (glóbulos rojos), evitando su degeneración.

Los compuestos nitrogenados son sustancias altamente tóxicas a las que el humano moderno está expuesto todos los días a través de contaminantes industriales. Empero, la mayor exposición es a través de los embutidos y carnes comerciales, ya que dichas sustancias son utilizadas para evitar que se descomponga la hemoglobina del animal muerto y su consecuente putrefacción. Ya son varios los estudios longitudinales que han encontrado una relación fuerte de causalidad entre estos preparados industriales y la aparición de varias enfermedades malignas, como leucemia y cáncer de colon.

El ácido ascórbico (vitamina C) y el tocoferol (vitamina E) han sido puestos a prueba y han demostrado inhibir la formación de estos compuestos en el cuerpo humano. Más aún, la génesis de estos compuestos puede ser medido fiablemente a través de exámenes de orina. Experimentos donde se requirió que sujetos se mantengan a base de alimentos ricos en estas vitaminas (espinacas, toronja, mandarinas, etc.) han mostrado que es posible reducir la formación de estas sustancias hasta en un 70%. Nada mal para unas sustancias que se encuentran en alimentos muy baratos.

De cualquier manera, la razón más fuerte para implementar una dieta predominantemente vegetal emana del hecho sólidamente fundamentado de que el ADN puede ser protegido y preservado a través de sustancias encontradas en las frutas y las verduras. Es sabido en el mundo de la ciencia que la acumulación de mutaciones en el ADN conduce, tarde o temprano, al desarrollo de células neoplásicas (cáncer).

Un estudió excelentemente diseñado mostró que 330 ml de jugo de zanahoria y tomate, aunado a un extracto de espinaca, causó una notable reducción del envejecimiento del ADN en leucocitos (células que protegen contra el embate de infecciones) de sujetos sanos.

En un elegante experimento El Dr Umegabi, consciente de los riesgos de leucemia en el personal médico expuesto a rayos X usados en intervenciones quirúrgicas, quiso probar la hipótesis sobre la protección de los glóbulos blancos mediante sustancias naturales biológicamente activas. Su planteamiento fue sencillo; este investigador extrajo los glóbulos blancos de sujetos sanos y los expuso a dosis de radiación estándar en la comunidad médica. Examinó el grado de daño al núcleo de los linfocitos antes y después de suplementar a los sujetos con 30 mg de betacaroteno (cantidad encontrada en 2 zanahorias medianas).

Los resultados finales mostraron que el grado de sufrimiento en el núcleo era mucho menor en el grupo suplementado con el antioxidante mencionado, concluyéndose que…"Estos resultados fuertemente sugieren que el beta caroteno protege a los linfocitos humanos del daño genético inducido por los rayos X" Es decir, las zanahorias protegen. La desintoxicación de compuestos potencialmente dañinos es un proceso altamente armonioso y complejo llevado a cabo por el hígado, riñón, intestino, piel, etc. Uno puede con certeza decir que estas barreras orgánicas nos mantienen vivos y productivos. Numerosos constituyentes vegetales estudiados aisladamente, tales como los flavonoides, isotiocianatos, alicina, etc., han mostrado ser potentes inductores de procesos desintoxicantes a nivel de las células hepáticas.

Un excelente estudio llevado a cabo por el Dr. Pantuck demostró que en los sujetos consumiendo intencionalmente una dieta rica en crucíferas (brócoli, pimientos, coles de brúcelas) se incrementó su capacidad de metabolizar y excretar la fenacetina. Dicho analgésico fue retirado del mercado en 1983 debido a sus efectos tóxicos como necrosis tubular renal, cáncer, etc. Este estudio hace una excelente referencia para la capacidad de proteger al organismo a través de una dieta constituida primordialmente a base de frutas y verduras.

Así mismo, Chen, Mohr y Yang han probado que una dieta basada en hojas verdes como berros y espinacas incrementan el poder de ciertas enzimas en el hígado para conjugar y detoxificar los peligrosos residuos del parecetamol, analgésico ampliamente conocido por su rápido efecto antiinflamatorio. Esta droga (sobredosis) es la causa principal de daño hepático irreversible en el mundo occidental.

Es imperante mencionar la capacidad encontrada en las frutas y las verduras para alterar benévolamente casi todos los aspectos del sistema inmune. Las células naturales asesinas (CNA), las cuales fungen un papel primordial en la erradicación de tumores y proliferaciones virales en el organismo son altamente sensibles a la nutrición. 50 mg de betacaroteno, lo cual es la cantidad encontrada aproximadamente en 3 zanahorias medianas, aumentó la eficiencia de estas células en un 60% en adultos mayores de entre 65 y 85 años. Esto es relevante ya que un buen número de enfermedades se agrupan entre estos grupos etarios. Otros estudios, como los de Abdullah demostraron como las sustancias encontradas en el ajo podían incrementar un 33% la actividad de estas células en pacientes con SIDA.

Un estudio particularmente valioso de mencionar debido a su sencillez es el llevado a cabo por un grupo de investigadores en Heidelberg, Alemania. Este equipo de científicos reclutó un grupo de sujetos que basaban su alimentación en plantas y compararon la eficiencia de sus células naturales asesinas versus la de sujetos que consumían una dieta occidental normal (embutidos, refrescos, harinas blancas, etc.) Usando una prueba llamada CR (chromium release) pudieron concluir que la capacidad de matar virus estaba incrementada en el grupo de los comedores de plantas en un 200% por encima del grupo control. Estos investigadores asumieron que la ingesta constante de antioxidantes provenientes de las frutas y las verduras pueda ser la causa subyacente del resultado obtenido.

Existen actualmente cientos de compuestos químicos encontrados en las plantas que están siendo estudiados por decenas de laboratorios internacionales con el fin de entender sus acciones en el cuerpo humano. Ahora bien, este libro tiene como primera intención de proponer al lector un método hacia un nuevo mundo de salud y no al conocimiento minucioso de datos aburridos. Empero, creemos valioso mencionar algunas investigaciones con el fin de afianzar intelectualmente este proceso en la mente de aquel o aquella que eche a andar estos cambios de vida.

Muchos otros procesos son modulados por sustancias encontradas en las plantas, tales como la agregación plaquetaria, el metabolismo del colesterol, la concentración de hormonas en sangre, la presión arterial, la actividad antibacterial, etc. Las antocionaninas son sustancias antioxidantes encontradas en algunas bayas silvestres y han demostrado ser potentes guardianes del sistema vascular en el humano. Lietti et al demostraron en conejos que la ingesta de alimentos que contienen esta sustancia previene el daño al interior de los capilares sanguíneos provocado por venenos inyectados directamente al interior de estos animales.

Mian et al han publicado a través de estudios llevados a cabo en sus laboratorios que estas sustancias incrementan la estabilización del interior de los capilares sanguíneos haciéndolos más resistentes e incrementando las barreras tales como las que se encuentran en el cerebro. Así mismo estos mismos científicos han sugerido que la producción de la sustancia fundamental de la que se construyen los capilares sanguíneos acelera su producción estimulada por los mencionados antioxidantes. Esto tiene potenciales implicaciones en la salud pública ya que es un mecanismo protector contra enfermedades cardio vasculares.

Otro grupo interesante de antioxidantes son los flavonoides los cuales han resultado ser bastante activos en varias funciones biológicas. En una cantidad ya respetable de estudios han mostrado ser antinflamatorios, anti agregantes plaquetarios, evitan la oxidación del LDL (colesterol malo), provocan la relajación del tejido cardiaco evitando así hipertensión y arritmias. De las fuentes más poderosas de estas sustancias están la cebolla, las manzanas, el té verde, etc.

Por ejemplo, en un grupo de sujetos el consumo de quercetina, un poderoso flavonoide, derivó en una reducción en la oxidación del colesterol LDL, reacción que está implicada en la creación de placas de grasa que obstruyen las arterias y producen infartos al miocardio.

Investigaciones epidemiológicas en Finlandia hechas por Knekt et al en 9,208 sujetos de ese país demostraron que las manzanas tienen un marcado efecto anti trombótico. Cabe mencionar que esta asociación es posible no sea enteramente adscrita a los flavonoides, ya que muchas otras sustancias activas son encontradas en las manzanas.

En tiempos pasados encontramos textos antiguos donde filósofos expresaban sus puntos de vistos sobre los efectos de consumir grandes cantidades de alimento animal y expuesto al calor. Estos argumentaban que el cuerpo se llenaba de "suciedad" que deterioraba la función de los grandes órganos (cerebro y corazón). Se dice que el gran Orígenes al escribir sus enormes volúmenes sobre la interpretación de las escrituras se abstenía de consumir animales con el fin de ser inspirado.

Si bien no podemos endosar un efecto de inspiración si podemos escribir sobre datos científicos recientes. Hace un poco más de una década se comenzaron a publicar en la comunidad investigadora evidencia sobre un grupo heterogéneo de sustancias llamadas productos de glicación avanzada (PAG). Estas sustancias son formadas en pequeñas cantidades endógenamente por el propio proceso de envejecimiento.

No obstante, estas sustancias son también formadas cuando ciertos alimentos son expuestos a temperaturas elevadas y esto conlleva a que su estructura química se vea alterada.

Los pacientes con diabetes mellitus, de acuerdo a datos oficiales, son de 4 a 5 veces más proclives a padecer eventos cardio-vasculares, esto es infartos, angina, trombosis, etc. En recientes años se ha prestado mucha atención a los procesos por los cuales se inicia el daño al endotelio.

La disfunción endotelial es ahora considerada ser el paso principal en el desarrollo subsecuente de la ateroesclerosis. Curiosamente, los insultos más fuertes que recibe el endotelio son las elevaciones crónicas de glucosa, triglicéridos y colesterol. Esto conduce a que los vasos sanguíneos se vean atacados por los radicales libres. Ahora bien, existe otro proceso por el cual el interior de la vasculatura humana envejece prematuramente; la acumulación de los productos de glicación avanzada.

Estas sustancias actúan de la siguiente manera: ingresan al torrente sanguíneo mediante alimentos ricos en grasas y azúcares, se acumulan en el endotelio y provocan una cascada inflamatoria que, al pasar de los años, esclerosa al vaso sanguíneo evitando que fluya una buena cantidad de sangre y terminan generando placas de grasa que a la postre pueden reventarse provocando un infarto.

Lo que es relevante para el objetivo de nuestra obra es el hecho de que la fuente más poderosa de estas toxinas en la sociedad actual es el tipo de alimentación moderna. Aproximadamente el 10% de estos productos que son ingeridos son absorbidos y de estos, dos tercios son acumulados en los tejidos en donde permanece biológicamente activos y ejercen sus efectos patológicos.

Diversos estudios han probado que una alimentación que contenga PAG genera daños muy rápidos en el sistema arterial humano. Por ejemplo, en una investigación donde se le proveyó a sujetos una dieta alta en estas sustancias demostró que en solo

6 semanas se incrementaban considerablemente los niveles de inflamación (proteína C reactiva, factor de necrosis tumoral alfa, molécula 1 de adhesión vascular) Al poner a estos sujetos a una dieta muy reducida en estas sustancias los niveles sanguíneos de estas sustancias pro-inflamatorias se redujeron casi de inmediato.

En un estudio llevado a cabo por un grupo de investigadores de Nueva York se tomaron sujetos con diabetes mellitus tipo 2 y se les sometió a una dieta alta en PAG y una baja en PAG. La dieta alta en PAG la lograron al freír a 230 grados por 20 minutos 200 gramos de pollo, papas y otros productos. En este estudio se extendió el grado de variables, ya que se midieron más marcadores de inflamación tales como el fibrinógeno, sustancias reactivas al ácido tiobárbitúrico (TBARS), niveles de glucosa, metabolismo lipídico y el flujo vascular.

Los efectos en la macro-circulación fueron marcados. Se pudo concluir que la dieta alta en PAG deprimió un 15% el flujo sanguíneo en la arteria braquial (principal arteria del brazo). El flujo de sangre en los riñones se redujo 3 veces después de la comida alta en PAG. Otros cambios valiosos de comentar; el tiempo que le llevaba a la glucosa normalizarse en la sangre posterior a la comida era más tardado en el grupo alto en PAG y los marcadores de disfunción endotelial incrementaban su presencia en la sangre.

Unos de los cambios más fuertes fue la concentración de TBARS, un marcador confiable del daño oxidativo, ya que después de la comida alta en PAG se elevó un 21.3% vs un 5.3% en la comida baja en PAG. Ahora bien ¿que hace a estas investigaciones algo destacado dentro del marco de una dieta natural? Pues precisamente que los alimentos más altos en estas sustancias tóxicas son los que más abundan y son más fáciles de conseguir en la sociedad moderna. Los métodos de preparación comunes pueden incrementar hasta un 700% la concentración de estas sustancias.

Por ejemplo, la pechuga de pollo, un alimento que de por si es alto en las mencionadas sustancias puede alterarse su concentración en un 900 % al ser frito por tan solo 20 minutos. Puede ir de 1,000 kU de PAG a 9,000 kU. Eso hace del pollo frito un alimento extremadamente tóxico y que desafortunadamente abunda por tantos lados y que su consumo es patognomónico de las madres, que por necesidades laborales, no pueden cocinar y recurren a este alimento "rápido y sabroso" A continuación una tabla que menciona algunos alimentos y sus concentraciones de productos avanzados de glicación.

Alimentos	PAG (kU/g o ml de comida)
Aceite de oliva	120
Mayonesa	94
Mantequilla	265
Pechuga de pollo frita x 15 minutos	61
Res asado x 15 minutos	60
Queso americano	86
Huevo frito	27
Pan de trigo entero	0.54
Leche humana	0.05
Manzana	0.13
Plátano	0.01
Zanahorias	0.1
Ejotes	0.18

Reproducido de: Goldberg T et al (2004) J Am Diet Assoc; 104:1287-1291

Es abrumadora la diferencia que existe entre los alimentos de origen animal y los de origen vegetal en cuanto a concentración de PAG. Esto sugiere que es sensato reducir los primeros en gran cantidad para comenzar a restaurar el cuerpo humano. Un dato sumamente importante de mencionar es que los alimentos altos en PAG estimulan el factor de necrosis tumoral de 4 a 7 más de lo que lo hacen los alimentos bajos en estas toxinas. Solo basta recordar que el factor de necrosis tumoral está involucrado en la patogénesis del cáncer, diabetes, enfermedad vascular, enfermedades autoinmunes, etc., para entender lo significativo de esto.

Un estudio fantástico en su diseño sugiere otra causa por el cual una nutrición basada en plantas puede ser protectora de las arterias humanas. La angioplastia es una técnica que consta en ampliar mecánicamente arterias obstruidas por depósitos de grasa. Funciona insertando un catéter que en su parte distal contiene un "globo" colapsado. Una vez alcanzando la región del vaso ocluido (obstruido), se infla el globo, restaurando así el flujo sanguíneo. Todo suena bastante bien, pero hay varios efectos adversos de este procedimiento. El más letal es por supuesto la perforación involuntaria de un vaso, sin embargo afortunadamente esto es raro. No obstante, la re estenosis (oclusión del vaso nuevamente) es común.

Hay varios factores que confluyen para que esto suceda; la trombosis, proliferación de células del músculo liso y formación de la capa neo íntima (interior de los vasos). Estos factores en más de una ocasión han sido ligados a los procesos inflamatorios, estrés oxidativo y los ya tan mencionados, productos avanzados de glicación.

En un estudio llevado a cabo por la división de experimentación en diabetes y envejecimiento de la escuela de medicina de Monte Sinai en Nueva York se comprobó como las toxinas alimentarias producen daños inmediatos arteriales en animales de experimentación. En este estudio se tomaron una especie de ratones los cuales tienen una deficiencia genética que los hace proclives a producir placas de grasa en sus arterias. A partir de muy temprana edad estos animalitos presentan niveles elevados de colesterol que terminan por dañar el interior de sus vasos sanguíneos. Los ratones se dividieron en dos grupos, el primer grupo recibió una dieta alta en PAG y el otro una dieta muy reducida en PAG. Después de una semana en las distintas dietas, se insertó un catéter en la arteria femoral con el fin de lesionarla y reproducir el daño sufrido en una arteria ocluida que posteriormente se apertura con angioplastia.

Se dejó "madurar" la lesión por 4 semanas más y luego se hicieron las pesquisas científicas. Al tomar muestras del tejido de la arteria femoral en ambos grupos se pudo notar cierto grado de inflamación y crecimiento en ambos. No obstante, el grado de estenosis en el grupo con una dieta baja en PAG era significativamente inferior al grupo con la dieta alta en PAG. Además, se pudo constatar que la presencia de macrófagos era un 56% menor en la dieta reducida en dichos productos. Estas células son ilustres en nuestro caso ya que son los actores primarios en la formación de placas ateromatosas y lesión endotelial.

Como era de esperarse, se encontró 75% menor cantidad de PAG en el interior de la arteria dañada en los ratones con baja ingesta de estas sustancias. Los autores de este estudio concluyen: "Estos resultados representan la primera evidencia in vivo de una relación causal entre los productos avanzados de glicacion dietarios y la prevención de la re estenosis después de una angioplastia" Ahora bien, ¿Cuál es la trascendencia para nosotros? ¿Para aquellos que no han sufrido un infarto o padecen diabetes? ¿Para nosotros, cual único pecado es un par de lonjitas agradables a los ojos de nuestras parejas o padres? Bástese recordar que las grasas provenientes de los embutidos, tejidos animales, alimentos industriales, etc., son los causantes principales de las lesiones que sufren nuestros vasos sanguíneos. Si el consumo de estos productos son analizados a través del tiempo, se podrá concluir que el ciudadano promedio habitante de una ciudad moderna ha estado consumiendo estas sustancias por no menos de 15-20 años de manera ininterrumpida.

Al transformar la alimentación a una dieta natural y científicamente diseñada, se podrá revertir todos estos daños haciendo realidad el ideal de salud pública de los pueblos modernos; la prevención. La verdadera prevención. Finalmente, para cerrar este asunto mencionaremos un par de estudios que ampliarán el potencial de una nutrición natural en el desarrollo humano. Como probablemente el lector ya sospeche, las lesiones en los pies de pacientes diabéticos es algo común y trágico a la misma vez. La amputación de las piernas en estos pacientes es uno de los peores castigos impuestos por esta enfermedad. Muchos autores han apuntado los enormes costos económicos que esto impone en cualquier nación (el dinero perdido en esta complicación puede dar de comer a un país entero).

Aunque, dicho sea de paso, estos números no traducen el sufrimiento humano de no ver tus pies al amanecer o no poder realizar actividades rutinarias sin ayuda. Muchos de los investigadores envueltos en los experimentos hasta ahora mencionados han expresado innumerables veces que estas toxinas (PAG) incrementan notablemente el progreso de la diabetes y han encontrado que el daño renal del sujeto diabético es proporcional a la cantidad de toxinas que este acumula en su riñón. Así mismo, uno de los órganos que primordialmente se afectan por el consumo de estas sustancias es la piel.

Para probar esta hipótesis unos comprometidos científicos echaron a andar un excelente experimento. Estos investigadores estaban plenamente conscientes de que los productos avanzados de glicación "prenden" y amplifican el daño oxidativo, la inflamación y el envejecimiento de los órganos.

Sin embargo, hasta la fecha no se había podido concluir el factor regeneración. Es decir, ¿es reversible o prevenible algunos de los efectos habituales de la diabetes? Como habíamos mencionado, muchos laboratorios ya habían evidenciado inequívocamente que estas sustancias toxicas deprimen el oxígeno de los tejidos de la piel, deprimen sus factores que la hacen renovarse y generan una disfunción inflamatoria sostenida.   Estos hechos animaron a un grupo de investigadores a determinar si la acumulación de PAG constituía un factor en el retardo de la curación de pacientes con diabetes mellitus 2.

Este grupo de científicos utilizó un tipo de ratones llamados db/db los cuales son modelos de diabetes usados en todo el mundo ya que presentan la vasta mayoría de las complicaciones observadas en seres humanos. Se diseñaron dos tipos de dietas, una alta en PAG (683 u/mg) y una reducida (110.6 u/mg). Estos animales, después de varias semanas en sus respectivas dietas, fueron rasurados en el dorso y se les realizó una lesión circular de 10 mm aproximadamente que acaparaba todo el grosor de la piel. Las heridas se monitoreaban minuciosamente todos los días con el fin de evitar infecciones u otro aspecto que sesgara los resultados. Afortunadamente nada de esto sucedió y el estudio pudo realizarse sin contratiempos. Los análisis se llevaron a cabo de dos maneras. La primera fue poniendo una cámara digital a una distancia fija del dorso de todos los ratones en el día 1, 7, 14 y 21. Las fotos eran tomadas con una regla que dejaba ver el tamaño de la herida y su progreso. La otra forma en la que se verificó el progreso fue mediante biopsias de la herida. En estas se buscaba medir muchas variables, entre las que destacan cantidad de nuevo tejido, inflamación, acumulación de PAG, inflamación, estrés oxidativo, etc. Titánico trabajo.

Además, como análisis "satélite", se realizaron medición de peso, glucosa sanguínea, pruebas de función renal, niveles de estrés oxidativo en la sangre, etc. Después de 21 días, los resultados estaban listos. El veredicto era claro y conciso. Los animales de experimentación que habían consumido una dieta alta en PAG habían experimentado un retraso marcado en la regeneración de la lesión en piel.

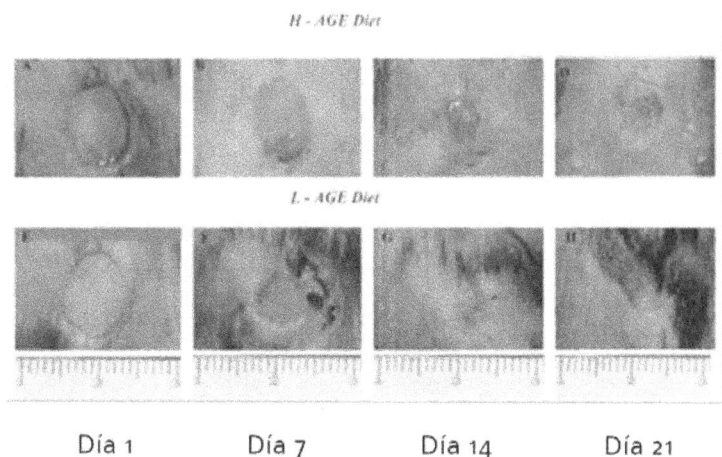

H - AGE Diet

L - AGE Diet

Día 1   Día 7   Día 14   Día 21

Reproducido de: Peppa M et al (2003) Diabetes; 52
(11):2805-2813

Uno claramente puede ver la enorme diferencia entre la calidad y rapidez de la regeneración entre el grupo con una dieta alta en PAG (H-AGE) y el otro con una dieta baja en estos (L-AGE). Así mismo se suscitaron varios cambios importantes en los organismos de los ratones expuestos a la dieta alta en PAG. Al hacer las biopsias correspondientes se demostró que este grupo presentaba una cantidad muy superior de estas toxinas en las capas superiores de la piel lo que hace suponer esto como causa de la curación retardada experimentada en este grupo. El número de células "nuevas" las cuales se encargan de regenerar el tejido dañado eran inferiores en número y calidad en el grupo expuesto a las mencionadas toxinas.

En contraparte tenemos al grupo de animales que consumieron cantidades menores de estas sustancias. Estos mostraron una tasa más rápida en el crecimiento de células regeneradoras de piel. Así mismo, la eficacia con la que el tejido se regeneraba era mayor. Otro aspecto importante era que la función renal se mantuvo en los mismos parámetros del comienzo, mientras que se deterioró significativamente en el grupo de ratones que consumieron la dieta alta en PAG. El lector debe recordar que ambos grupos eran ratones diabéticos, lo que presuponía una reducida capacidad de regeneración en los dos grupos.

Creo está de más enfatizar la importancia que esto podría tener en los humanos. Pero claro, uno puede argumentar que esto solo fue probado en ratones. Sin embargo un conjunto de investigadores liderado por el Dr. Uribarri fue más allá y decidió probar esta hipótesis en humanos. Para esto, los sujetos de experimentación fueron 18 sujetos diabéticos y 18 sujetos sanos.

Estos científicos partieron de varias premisas ya establecidas con anterioridad. Por ejemplo, SIRT1 es una proteína de la familia de deacetilasas NAD, la cual hemos discutido previamente y está involucrada en muchos procesos celulares, pero una de sus funciones primordiales es la de incrementar la sensibilidad de los tejidos a la insulina (evitando así la acumulación de glucosa en la sangre) y mantener la integridad de la arquitectura nuclear (hogar del ADN).

Como puede inferirse, los niveles de esta proteína están disminuidos en pacientes diabéticos. La segunda variable examinada fue la concentración del receptor 1 de productos avanzados de glicacion (R-PAG). La función de este receptor es generar un vínculo con las toxinas de glicación, evitando su deposición en los tejidos. Muchos estudios han demostrado que dicho receptor esta sub-producido en pacientes diabéticos.

Este estudio quería establecer la relación entre los PAG, resistencia a la insulina, SIRT1 y estrés oxidativo. Además, querían observar lo sucedido en pacientes que ya sufrían de diabetes, los cuales es lógico pensar que ya padecen de inflamación crónica, bajos niveles de SIRT1 y son resistentes a la insulina. Como el lector puede sospechar, los resultados fueron sorprendentes. A continuación una tabla mostrando los resultados

Pacientes diabéticos en la dieta restringida en PAG		
	Antes	Después
sCML (u/ml)	17.1± 1.3	11.6±1.1
iCML(u/ml)	8.1±0.9	6.5±0.5
RPAG (mRNA)	125±15	193±20
SIRT1 (mRNA)	268±24	409±53
8-Iso (pg/ml)	233±17	141±18
Adiponectina (µ/ml)	5.6±0.6	10.4±0.9
HOMA	5.3±0.4	3.4±0.6

Reproducido de: Uribarri et al (2011) Diabetes Care; 34: 1610-1616.

Claramente puede verse la marcada reducción de PAG (sCML y iCML) en la sangre de sujetos diabéticos posterior al tratamiento con la dieta baja en los productos de glicación. Nótese el incremento en SIRT1, adiponectina y la reducción en el índice HOMA. Además la cantidad de 8 iso; marcador de estrés oxidativo se redujo notablemente.

Es claro entonces que la dieta más natural posible no es un pensamiento radical alojado en grupos "raros" sino una demanda biológica acordada por la evolución en su infinita inteligencia.

Aún más importante que estos datos es el hecho que estas sustancias tóxicas son pasadas de la madre al feto con bastante facilidad y es posible detectar estas sustancias en los niños recién nacidos. De hecho, bástese enfatizar que los productos avanzados de glicación son sustancias particularmente dañinas para las células beta, las cuales son las encargadas de producir la insulina en la sangre. Esto representa que la madre al consumir alimentos altos en estas sustancias como tacos, galletas, refrescos embotellados, embutidos, quesos, etc., está promoviendo la destrucción del páncreas del futuro bebe.

Pues bien querido lector, al adoptar una nutrición que esté centrada en frutas, vegetales frescos, cereales integrales en su estado natural, semillas y legumbres estará limitando fuertemente el consumo de estas toxinas y por consiguiente promoverá una vida longeva, útil y exenta de enfermedad. Esto es el ideal de la sociedad moderna y no cometamos errores; sabemos exactamente cómo lograrlo.

Para terminar este apartado es necesario aclarar un asunto vital. La restauración del hombre es un proceso global donde comparten la responsabilidad varios actores principales; la salud mental, la justicia social, un ambiente libre de toxinas, alimentos sanos y cultivados siguiendo las leyes biológicas, la cantidad de alimento ingerida, el volumen total de ejercicio y exposición al aire libre, etc.

Para comprobar esto solo basta estudiar el significado de salud bellamente conceptualizado por la organización mundial de la salud: "La salud es un estado de completo bienestar físico, mental y social, y no solamente la ausencia de afecciones o enfermedades" bella glosa de nuestro nuevo objetivo como nación. Debemos engendrar seres humanos fuertes moralmente, atléticos de cuerpo y sólidos intelectualmente para que conduzcan sabiamente en este camino de confusión llamado vida moderna.

Por lo tanto, si bien enfatizamos algunas sustancias y bondades de ciertos alimentos, esto se hace en pro de la serenidad del lector, ya que de esta manera sabrá los esfuerzos científicos que miles de investigadores han puesto en demostrar lo que Hipócrates en un momento de genio enunció como Vis medicatrix naturae (poder sanador de la naturaleza)

La salud del ser humano se cohesiona ayudada por un "macroambiente" de bienestar ecológico, estimulación intelectual y cultura moral. Esto ha sido acuñado bajo el término "totalidad" y para aquel o aquella que desee estudiar este concepto, recomendamos ampliamente estudiar los trabajos de Max Gerson, Henry Drummond, Alexis Carrel, Eduardo Alfonso Hernán, Rene Favaloro, José Ingenieros, entre otros grandes expositores.

El autor de esta obra encontró fuerza para moldear esta propuesta en el trabajo de estos grandísimos hombres los cuales ofrecieron su vida para al servicio del ideal de una nueva humanidad donde la enfermedad sea ilusión y la salud la realidad.

"*Un espíritu histórico no puede tener dudas de que ha llegado el tiempo de la resurrección y que precisamente los acontecimientos que parecieron haberse dirigido en contra de su activación y amenazaban con consumar su hundimiento, han sido los signos más favorables de su regeneración*".

Novalis, poeta alemán. 1772-1801

EL POTENCIAL REGENERADOR DE UNA DIETA NATURAL PRIMORDIALMENTE BASADA EN PLANTAS Y EL EJERCICIO FÍSICO EN LAS ENFERMEDADES CRÓNICAS MÁS COMUNES.

Una de las características más marcadas dentro de las comunidades actuales es la disolución de la salud a una temprana edad. Ya se ha comentado ampliamente en capítulos anteriores que entre los 50 y 55 años se aglomeran los inicios incipientes de enfermedades crónicas como la diabetes, la obesidad, la enfermedad cardiovascular, las demencias, distintos tipos de cáncer, etc.

Este fenómeno tiene dos implicaciones muy importantes que es mandatorio comentar. El primero es sobre el impacto a nivel social. Un humano dentro de esas edades muy probable es que todavía tenga hijos jóvenes y muy pocos tendrían nietos pequeños. Ya Mechnitkoff comentaba en su famosa obra "Prolongation of life" que muchas comunidades antiguas mantenían su cohesión social en base a la guía de los ancianos. Él explicaba que estos, al ya ser desprovistos de las pretensiones de la juventud, eran más ecuánimes para guiar con sabiduría los pasos de los jefes de las distintas familias.

Al haber visto y estudiado los ciclos normales de la vida, estos patriarcas podían vaticinar eventos próximos y marcar lineamientos a seguir para la protección de sus pueblos. Esto hacia que lo ancianos tuvieran un papel primordial en estas culturas. Entonces, la extensión de la vida funcional era una necesidad para el correcto funcionamiento social.

Pero hoy, debido a los trabajos y sus leyes, los seres humanos pasan cerca de 30 años en instituciones donde realizan más o menos las mismas actividades. Debido al estrés que esto genera, se anida cualquier tipo de hábitos nocivos para la salud; las fiestas de fin de semana donde abunda la comida grasosa, el alcohol, los postres, etc.

A través de datos científicos hemos mostrado en los capítulos anteriores que esto lleva a la disolución de la salud. Para el tiempo en que el humano promedio es exentado por el gobierno de sus servicios, este ya lleva consigo una serie de padecimientos a sus espaldas que le prohíben disfrutar el resto de su vida con plenitud.

Para este momento el hombre ha hecho las paces con la degeneración de su cuerpo. Acepta que la gordura es algo común en los de la media edad y continua justificado de responsabilidades de esa forma. Esos últimos años, donde la salud podría proveer la fuerza para guiar naciones, escribir obras, enseñar un oficio a los niños, etc., se ven truncados por los hábitos engendrados en los años jóvenes. "La juventud se desperdicia en los jóvenes" decía Wilde. Esto es verdad en occidente.

Como podrá entender claramente el lector, la enfermedad no solo termina por lastimar al individuo; sino a la nación. Si bien es verdad que no todos los hombres y mujeres pasan por este decline temprano, si la mayoría como lo demuestra ampliamente las estadísticas modernas. Por ende, todos los esfuerzos actuales deben ir dirigidos a restaurar este ciclo y construir naciones hermanas fuertes y longevas. Esto inexorablemente llevará a incrementar la inteligencia de los jóvenes y a que desarrollen un altísimo sentido del deber.

Ahora bien, toda teoría muere si no es comprobada. Seria menester constatar que una dieta óptima junto a una cultura del atletismo y estudio puede encender este cambio social. Afortunadamente, la historia ha probado que esto es verdad. En 1920 se publicó en el Journal of the American Medical Association un artículo escrito por el Dr. Mark Hinhede donde se describe un experimento con una dieta natural y actividad física en más de 3 millones de habitantes.

El Dr Hindhede conglomeró todas las estadísticas disponibles sobre la salud de Dinamarca antes de la primera guerra mundial, es decir antes de 1918. Siendo este país pudiente en su forma de vida, la mayor proporción del "plato fuerte" de sus habitantes se basaba en puerco, res, mantequilla y otras "delicias". Debido a bloqueos nacionales por los alemanes durante la primera guerra mundial, los daneses se vieron obligados a retirar los cereales enteros de las destilerías con el fin de hacer panes integrales que pudieran alimentar a sus habitantes y a tener que comerse las papas en lugar de los cerdos.

Además se suscitó una importante reducción en el consumo de licores y cervezas. Hindhede, al ser un médico perspicaz se dio cuenta que del primero de octubre de 1917 al primero de octubre de 1918, la cantidad de pacientes que el recibía en su consultorio había disminuido notablemente. Este hecho le llevo a consultar los archivos de la nación para obtener las cifras de enfermedades durante el año de "restricción".

Se pudo constatar que desde 1900 la tasa de mortalidad no había bajado de 12.5 por 1000 habitantes. En el año del "experimento" se redujo a 10. Siendo esto extrapolado a los 3 millones de habitantes, se pudo concluir que la cantidad de vidas salvadas fue de 6,300. Poco después escribió Hindhede *"Pareciera que la principal causa de muerte yace en la bebida y la comida…pudiera ser dicho que una dieta vegetal es mucho más sana que la ordinaria. Como resultado de extensos estudios en este campo, estoy convencido que la sobrenutrición, el resultado de platos apetitosos de carne, es la causa mayor de las enfermedades"*

Hay varias puntos valiosos de este estudio. El primero y más importante es que fueron humanos en circunstancias reales y no ratas encerradas en laboratorios. Esto hace los resultados mucho más fuertes, aunado al número total de "sujetos" de experimentación; 3 millones. Lo segundo es la necesaria conversión hacia una dieta natural impuesta por la guerra. Los habitantes de Dinamarca se vieron en la necesidad de procesar en un 100% su centeno, es decir; todo el grano molido era incorporado al pan. Esto es impensable hoy en día. Hasta los panes más "integrales" no son hechos con 100% del grano entero y además de que están adicionados con docenas de sustancias químicas. El resto de la alimentación de los daneses se basó en papas, coles y otros vegetales frescos. La leche era sumamente racionada de manera que el promedio de vasos al día por habitante era de 1.

El trabajo físico impuesto por la guerra generó que el habitante danés tenía que trabajar en actividades de alta demanda por más de 3 o 4 horas al día. Este estudio a larga escala sugiere lo que una dieta natural y ejercicio puede hacer por países dañados por enfermedades inducidas por excesos alimentarios.

Otros hechos sobre la génesis de la enfermedad prematura en occidente recaen sobre el "estilo de vida" global del humano moderno. El Dr. Egger de Australia ha escrito de manera elegante que no es solamente la dieta tóxica actual, sino el estrés crónico, la falta de actividad física y la deprivación de sueño que también merman la salud del humano.

Este autor ha mostrado en varios congresos que el crecimiento en la economía es exitoso hasta cierto punto, el cual si se traspasa promueve "cánceres" en la sociedad tales como la inactividad física, el consumo bárbaro de drogas y alcohol, la disolución de la familia como eje central, etc. Por ejemplo, este autor apunta a que el 10% del producto interno bruto en las naciones desarrolladas proviene del tabaco, alcohol y drogas. Lo que resulta idiota es que las industrias que manufacturan el tabaco también manufacturan equipo quirúrgico, haciendo una doble ganancia en ambos espectros. Puede verse aquí mismo la discrepancia social actual. Sin embargo, estoy de acuerdo con Egger que el crecimiento no es malo ni fuente del "mal".

Quizás la vidente Keller tenía razón cuando apuntaba "Conozco al mal de frente. Una o dos veces he peleado con él y he sentido su toque gélido en mí. Así que yo hablo con la fuerza del conocimiento cuando les digo que el mal no es relevante excepto como un tipo de gimnasia mental"

El punto a tratar aquí es la fina línea entre cubrir las necesidades básicas con un excedente que permita que la vida se desenvuelva y el exceso que ahogue los deseos de mejora y anule las funciones biológicas. Aunque para un hombre maduro y educado resulte evidente este comentario, no lo es así tanto para un niño de 10 años a la hora de decidir que comerá en la tarde o para un joven de 19 años que solo espera que sea viernes para embriagarse hasta el cansancio. Por lo tanto es necesaria la guía de seres ecuánimes moralmente fuertes y sanos. El autor de esta obra sospecha que esa es la razón por lo cual padres de familia de la antigua Grecia se peleaban por que sus infantes fueran educados por los grandes como Pitágoras y Aristóteles.

Continuando con los ejemplos de cómo los hábitos mesurados de vida mejoran la salud de naciones vale la pena mencionar otros ejemplos que fortalecen nuestro mensaje. Cuba, como ya es conocido ampliamente, vivió una transición ríspida cerca del año 1989 a causa del retiro económico de Rusia. Esto resultó en un decline económico sin precedentes para los habitantes de esa isla. Franco et al pudieron concluir que a partir de ese momento la ingesta calórica se redujo aproximadamente 1000 kcal por día, así como también el consumo de bebidas embriagantes y tabaco. Analizando los datos en los diez años siguientes se pudo observar que la tasa de mortalidad total se redujo en un 20%. La obesidad fue truncada en un 50% y las muertes causadas por infartos al miocardio y embolias declinaron en un 35% y 18% respectivamente.

Un destino parecido vivió la isla Nauru. Esta pequeña porción de tierra del pacifico sur desde los años 70 atravesó un crecimiento económico sin precedentes. Debido a que el suelo de esa tierra era riquísimo en superfosfatos, materia prima para la creación de fertilizantes exportados al mundo entero.

Esto generó poco a poco uno de los niveles de sedentarismo más altos del mundo y concomitantemente, un incremento fastuoso en los casos de obesidad. La explotación inmódica de estos recursos naturales acabo por depletar la materia prima en los años 90's y poco después de esto, los niveles de obesidad y diabetes empezaron a normalizarse.

Pues bien, las dietas insanas provistas de manera fácil por el ambiente moderno son armas de destrucción masiva en las manos de seres humanos enjaulados por la vida rápida y la conveniencia. Si seguimos la lógica de Hellen Keller de que los "males" u obstáculos son gimnasios donde los grandes intelectos y cuerpos se forjan, es menester empezar a entrenar nuestro carácter para adoptar un estilo de vida protector que nos mantenga a nosotros y nuestros hermanos en el camino de la salud.

Para esto no existe una mayor ayuda que la adopción de una dieta natural centrada primordialmente en plantas, el entrenamiento atlético y la educación moral e intelectual. A continuación explicaremos la solución.

"No encuentro un hecho más esperanzador que la incuestionable habilidad del hombre para elevar su vida a través de un esfuerzo consciente"

Henry David Thoreau

La solución: pasos específicos

A través de la información provista en las pasadas páginas hemos podido demostrar de una manera práctica el como una nutrición basada en plantas representa una solución verdadera para restituir a la sociedad seres humanos sanos, fuertes y con amplias posibilidades de vivir una vida funcional y cronológica prolongada. Todo esto con el fin de promover el verdadero progreso.

El entrenamiento atlético en todas sus variedades promueve el sentido del esfuerzo y la hermandad. Además, por si fuera poco, produce que el cuerpo se adapte constantemente a su entorno y no pierda su fortaleza contra enfermedades comunes. El sentido de la realización y el cansancio conquistado son coronas que encuentran cabida en hombres y mujeres que están dispuestos a ser fieles a una disciplina de vida.

Considera lector este versículo de Hebreos "No hay disciplina que sea placentera mientras suceda. ¡Es dolorosa! Pero después se cosecha un modo de vida lleno de paz para aquellos que deciden seguir este camino" Ahora bien, estas acciones representan el vehículo del progreso, más no el progreso en sí mismo. Un cuerpo sano y atlético debe ser el ferry que transporte la sociedad humana a un estado más avanzado.

La educación moral e intelectual forma el techo de este hombre nuevo. Uno puede darse cuenta de la necesidad imperante de un hombre "sabio y fuerte" en las circunstancias actuales. La tecnología y sus usos han superado en avances al conocimiento del humano mismo. Es más fácil, hasta cierto punto, desarrollar una bacteria que produzca gasolina que resolver un conflicto familiar o lograr que un padre adopte la entera responsabilidad de instruir a su hijo los valores necesarios para convivir en sociedad.

Esto no debe ser sorpresa ya que hemos dejado de lado el crecimiento moral y lo hemos relegado a los libros de texto; a "algo así" que los maestros griegos enseñaban para mejorar su comunidad. Los conceptos de libertad, honor, respeto y amor por la humanidad son oscuros porque no hemos diseñado un plan para ejecutarlos, no porque sean utopías. Los hombres y mujeres que mejorarán nuestra nación sabrán que la médula que produce el bien recae en los integrantes sociales que modelen estos conceptos con sus vidas.

Por supuesto que este libro no está dedicado a explicar minuciosamente el cómo de esta restructuración. Sería un trabajo titánico y al final, confuso. Lo que exponemos es que la tarea de construir una nación conlleva pasos prácticos y seguros. Un ingeniero no pretendería jamás construir puentes a través de creencias o empirismos. Lo hace con la fuerza de la ciencia y con el enorme énfasis que su corazón pone en el progreso humano. Utiliza fórmulas y procesos que sus maestros diseñaron, agregándoles sus ideas previamente comprobadas. Uno puede volar en un aeroplano por la sistematización de conceptos físicos que los ingenieros unen. No hay otra manera.

Así, bajo este argumento, la construcción de una nación puede ser concebida bajo leyes ya establecidas. Hombres y mujeres sanos, fuertes y eternos buscadores de riquezas intelectuales y morales serán los ingenieros de este nuevo orden. La búsqueda de estas cualidades no significa unificar a la masa humana. Muy por el contrario. Pretende fortalecer el terreno para que las diversas semillas de ideas florezcan. "C'est le terrain qui est tout". Una nueva nación es hija de un nuevo hombre y de una nueva mujer.

La Dra. Anne Nilson y sus colaboradores de la universidad de Lund en Suecia diseñaron un experimento que soporta el mensaje final de esta obra. Estos investigadores partieron de la premisa ya expuesta en este libro sobre como la inflamación crónica producida por la obesidad cruza la barrera hematocefálica y genera daños en la arquitectura cerebral. Ellos tomaron 44 sujetos con sobrepeso y obesidad y los dividieron en dos grupos. Cada grupo consumiría un tipo de dieta por 4 semanas, descansaría 4 semanas y tomaría otra dieta.

Las dos dietas fueron nombradas como la dieta control y la dieta activa. Esta última, la alimentación experimental, estaba compuesta de frutas y verduras altas en antioxidantes, carbohidratos complejos y con fibras solubles como cebada y avena, frijoles de soya, almendras y pescado con alto contenido de ácidos grasos omega tres. La dieta control tenia las mismas cantidades de calorías pero carecía de estos alimentos funcionales.

Para probar la relación entre salud metabólica y habilidades cognitivas y de aprendizaje estos investigadores aplicaron exámenes de atención selectiva, memoria funcional, entre otros al final del periodo de 4 semanas en cada dieta. Además, se tomaron muestras de sangre para medir lípidos, glucosa y marcadores de inflamación. Como era de esperarse los sujetos con más sobrepeso y que adoptaron la dieta normal tuvieron peores resultados en los exámenes mientras que el grupo que adoptó la dieta funcional mejoró sus capacidades cognitivas así como su perfil metabólico. Esto claramente demuestra que es fútil seguir incrementando el cuerpo curricular de escuelas con la vana esperanza de preparar mejor a los niños mientras que la fisiología del ser humano no se encuentre en orden.

Un hermoso artículo de Raichlen y Polk explica que la evolución del cerebro humano no es solamente producto de las demandas sociales y de la proteína. Estos sapientes investigadores han amasado una cantidad enorme de datos fisiológicos y bioquímicos que demuestran que el cuerpo humano al ser sometido a demandas físicas fuertes (ejercicio intenso) libera sustancias promotoras de crecimiento y adaptación que impulsan el desarrollo cerebral. Estos datos demuestran como la actividad aeróbica produce nuevas neuronas, protege las existentes e incrementa el tamaño de estructuras cerebrales que participan en el aprendizaje. La evolución, producto de prueba y error, consideró que había una enorme ventaja evolutiva al promover la inteligencia por medio de los esfuerzos físicos.

Estas investigaciones manifiestan lo que nuestros antiguos maestros enseñaban; el cuerpo es un todo. Al mover los hábitos sociales hacia lo saludable estaremos creando simultáneamente una sociedad de hierro. Afortunadamente lo saludable ya tiene nombre: frutas, vegetales, cereales integrales, legumbres, semillas, pequeñas cantidades de alimento de origen animal y ejercicio físico. Las leyes que construirán una nueva comunidad se forjan bajo la adopción de un estilo de vida basado en estos elementos. A continuación se delimitan algunas estrategias que se pueden implementar a partir de hoy para transformar nuestra nación:

a. La nutrición es central es todas las instituciones donde se aglomeren seres humanos más de 8 horas al día. Oficinas, universidades y comercios deben de tener un comedor que se rija por la ciencia de la nutrición y no por la ciencia del antojo. Las partes de estos centros; jefes y trabajadores deben de comer juntos y los líderes deberán de poner el ejemplo basando su alimentación en frutas, verduras, vegetales, cereales integrales, legumbres con muy pequeñas adiciones de alimento de origen animal. Cada ser humano debe ser responsable de lo que entra a su boca.

b. Así como las instituciones militares requieren que sus integrantes presenten un examen físico cada 6 meses, así todas las instituciones deberán buscar una condición física envidiable en su recurso humano. La ciencia muestra que la combinación de entrenamiento cardiovascular, de fuerza y de estiramiento es la ruta segura al éxito. La meditación y la relajación deberán ser tomadas en cuenta seriamente, sobre todo en centros de alto estrés.

c. Deberá fomentarse la comunicación entre todas las partes con el fin de evitar los chismes y el doble discurso; verdaderas termitas de cualquier fundación. Los niños deben aprender que no hay ropaje más hermoso que el de un discurso suave, elegante y sincero

d. Ningún tipo de filosofía ni religión debe ser criticada. Al contrario, deben ser abrazadas. Aquel o aquella que baje sus defensas por un momento encontrará que las religiones son semillas de amor y motivación para ayudar al prójimo y no fuentes de guerra o desacuerdo social. No existe un esfuerzo más grande en el hombre que el de adoptar una filosofía de vida y mantenerla en todo momento.

Este humano con sus necesidades fisiológicas bien resguardadas bajo la ciencia de la nutrición y la higiene podrá ser substrato de un nuevo orden. En este se podrá comenzar la construcción de la sociedad del mañana, donde los ideales bellos de la humanidad en todos sus tiempos sean reales y prácticos. La esperanza del autor es ver niños crecer sanos y moralmente fuertes. Ver a estos infantes convertirse en padres y madres que amen a sus hijos, a su nación y al bien común. Que las tentaciones de la vida fácil y egoísta se derritan al tocar la espada del ejemplo de estos nuevos seres. A este México lo siento nacer en lo profundo de mi corazón.

Dr. Mauricio González Arias.
E-mail: maugerson@gmail.com

Bibliografía

Introducción

1. http://www.fmdiabetes.org/v3/paginas/estadisticas.php
2. Serdula MK et al. (1993) Prev Med; 22(2):167-177
3. Vandallicis TB, Lew EA. (1993) En: Obesity and treatment.
4. Allison DB et al. (1999). JAMA; 282(16):1519-1522
5. Marc Lalonde. A new perspective on the health of canadians; a working document. 1974

Evidencia estadística sobre el efecto anti-obesidad de la nutrición centrada en plantas

1. Fraser G (1999) Am J Clin Nutr. 70(3):5325-5385
2. Appleby PM et al. (1998) Int J Obes Metab Disord. 22(15)454.460
3. Key T, Davey G. (1996) BMJ 313:816-817
4. Sabate J, Linsted KD, Harris RD, Sanchez A. (1991) Eur J Clin Nutr 45; 51-58
5. Sabate J, Linsted KD, Harris RD, Johnston PK. (1990) Am J Dis Child; 144:1159-63
6. De Waard F et al (1988) Int J Cancer; 41: 666-669
7. Adlercreutz H et al (1986) J Steroid Biochem; 25:791-797
8. Schultz TD, Howie BJ (1986) Nutr cancer; 8:1412.147
9. Grant R et al. (2002) Am PJ Clin Nutr 17:107-15

CONSECUENCIAS GENERALES DE LA OBESIDAD Y COMO
LAS ENFERMEDADES DEGENERATIVAS NACEN DE ELLA

1. Bulló M et al (2003) Obesity research; 11(4): 525-31

2. Fleishmann E et al. (2005) Obesity surgery; 15(6): 813-819

3. Pradhan AD et al. (2001) JAMA; 286(3): 327-34

4. Gabay C et al.(1999) N Engl J Med; 340(6): 448-54

5. Torres JL et al. (2003) Current opinion in cardiology; 18(6): 471-8

6. Larsson B et al. (1984) BMJ; 288(6428): 1401-4

7. Esposito K et al (2003) JAMA; 289(14): 1799-804

8. Schutz Y et al (1989) Am J Clin Nutr; 50: 307-314

9. Thomas CD et al. (1992) Am J Clin Nutr; 55: 934-942

10. Abbot WGH et al (1988) Am J Physiol; 255: 332-337

11. DeFronzo RA et al. (1981) Diabetes; 30: 1000-1007

12. Margullis, Lynn. (1970) Origin of Eukaryotic Cells, Yale University Press

13. Warburg O. (1956). Science; 123(3191): 309-14

14. Schrauwen –Henderling VB et al. (2007) Diabetologia; En impression

15. Russell AP et al. (2005) FASEB J; 19:986-988

16. Mootha VK et al (2003) Nature Genetics; 34: 267-273

17. http://www.businessweek.com/news/2010-07-10/ex-regulator-said-to-testify-glaxosmithkline-withheld-study.html

18. Sparks LM et al (2005) Diabetes; 54; 1926-1933

19. Hoeks J et al (2006) Diabetologia; 49: 2419-2446

20. Kelley DE et al. (2002) Diabetes; 51: 2944-2950

21. Samaras TT (2008) Exp Gerontol; En impresión

22. De Heeger M et al. (2004) Arch Pediatr; 1139-1144

23. Giovannucci E et al. (2004) Int J Epidemiol; 33: 217-225

24. World Cancer Research Fund/American institute for cancer research (2007) Nutrition, physical activity and the prevention of cancer; A global perspective. AICR, p.229

25. Cohen P, et al (1994) Horm Metab Res; 26:81-84

26. Fontana L et al. (2006) Am J Clin Nutr; 84:1456-1462

27. LeRoin D et al.(1995) Ann Intern Med; 122:54-59

28. Hankinson SE et al (1998) Lancet; 351: 1393-1396

29. Isley WL et al (1983) J Clin Invest; 71:175-182

30. Singh P, Sabate J et al. (2003) Am J Clin Nutr; 78: 526S-532S

31. Terman A. Dalen H. Brunk UT (1999) Exp Gerontol; 34: 943-957

32. Zheng L et al (2006) Neurosci Lett; 394: 184-189

33. Bennet MC (2005) Pharmacol Ther; 105: 311-331

34. Cuervo AM (2008) J Gerontol; 63: 547-549

35. Cavallini G, Bergamini E, et al. (2001) Exp Gerontol;36:497-506

36. Tatar M et al (2003) Science; 299;1346-1351

37. Donati A et al (2008) J Gerontol A Biol Sci Med Sci; 63A: 550-55

38. Cuervo AM (2008) Journal of Gerontol; 63A: 547-549

39. Yashin A I (2010) Dose-response; 8:41-47

40. Powers SK, Jackson MJ. (2008) Physiol Rev; 88(4):1243-76

41. Paffenbarger RS et al (1993) N. Eng. J. Med. 328:538-545

42. Fries JF (1996) J. Royal Soc. Med., 89: 64-68

43. Maruhashi Y et al. (2007) J Physiol Sci; 57:211-216

44. Baar K et al (2002) FASEB J; 16:1879.1886

45. Kang C et al (2009) Med Sci Sports Exer; 41(5): S44

46. Jimenez-Jimenez R et l (2008) Mech Ageing Dev; 129: 313-321

47. Martin B, Mattson MP, Maudsley S. (2006) Ageing Res Rev; 5:332–353

48. Tannembaum A, Silverstone H (1949) Cancer Res; 9(12): 724-727

49. Donald CM (2004) PNAS; 101(29): 10721-10725

50. Bull World Health Organ (2010); 88(7): 484-485

51. Fontana L et al (2008) Ageing Cell; 7(5): 681-687

52. Appleby PN et al (1999) Am J Clin Nutr; 70(suppl):525S-531S

53. Allard S, Hellbron LK, Smith C, Hunt ND, Ingram DK, Rasvussin E, Pennington CALERIE team, De cabo R (2008) PLoS One; 3(9); e3211

54. Safdie F et al (2012) PLoS One; 7(9):44603

55. Cohen HY et al (2004) Science; 305:390-392

56. Ornish D et al (2008) PNAS; 105(24): 8369-8374

57. Fontana L et al (2004) PNAS; 101: 6659-6663

58. Chan YC et al (1997) J Am Coll Nutr; 16:229-235

59. Kagawa Y (1978) Prev Mcd; 7:205-217

60. Willcox DC (2005) Nutr Diet 8:9-17

PRUEBAS CIENTÍFICAS SOBRE LA SUPERIORIDAD DE UNA NUTRICIÓN NATURAL Y CENTRADA EN PLANTAS

1. Milton, K (1993) Sci Amer; 269: 86-93

2. Denton D, Weisinger R, Mundy NI, Wickings EJ, Dixson A, Moisson P, Pingard AM, Shade R, Carey D, Ardai-

llou R, Paillard F, Chapman J, Thillet J, Michel JB (1995) Nature Medicine 1:1009-16

3. McHenry HM (1992) Evol Anthropol; 1:15-20

4. Penissi E (1999) Science; 283: (5410) 2004-2005

5. Ungar SP (2007) Evolution of the human diet. The known, unknown and the unknownable. Oxford University press. P.205

6. R. Bellomo, "Methods for documenting unequivocal evidence of human controlled fire at early Pleistocene archaeology sites in South Africa," thesis 1990. University of Wisconsin, Milwaukee.

7. Jolly C (1970) Royal Anthropological Institute of Great Britain and Ireland; 5(1): 5-26

8. Lindebergh S et al (2003) J Nutr Environ Med; 13:1-12

9. Lindebergh S et al (2007) Diabetologia; 9: 1795-1807

10. Blackburn GL (2003) Health News; 9(11): 8-9

11. Singh PN, Sabate J, Fraser GE (2003) Am J Clin Nutr; 78(3): 526S-532S

12. Rock CL et al (1996) J Am diet Assoc; 96: 693-697

13. Gordon MH (1993) Nat prod rep; 13: 265-263

14. Hulbert AJ, Pamplona R, Buffenstein R, Buttemer WA (2007) Physiol Rev; 87: 1175-1213

15. Koening JS et al (1999) Wien Klin Wochenschr; 109:13-19

16. Liu CY et al (2009) BMC Cancer; 13: 9-15

17. Xu GP, Song PJ, Reed PI (1993) Eur J Cancer Prev; 2:327-35

18. Pool-Zobel BL et al (1997) Carcinogenesis; 18: 1847-50

19. Umegabi K et al (1994) Am J clin Nutr; 59: 409-12

20. Pantuck EJ et al (1979) Clin Pharmacol therapy; 35: 161-165

21. Chen L, Mohr SN, Yang CS (1996) Clin Pharmacol Ther; 60: 651-60

22. Khashab M, Tector AJ, Kwo PY (2007) Curr Gastroenterol Rep; 9 (1): 66–73

23. Santos MS et al (1996) Am J clin Nut; 64:772-777

24. Abdullah TH et al (1989) Deustche Zeitschrift Onkologie; 1989: 21: 52-3

25. Malter M et al (1989) Nutr Cancer; 12(3):271-278

26. Lietti A (1976) Arzneimittelforschung; 26:832-835

27. Mian E et al (1977) Minerva Med; 68:3565-3581

28. Chopra M et al (2000) Clin Chem; 46:1162-1170

29. Knekt P et al (2000) Eur J Clin Nutr; 54:415-417

30. Ahmed N (2005) Diabetes Res Clin pract; 67:3-21

31. Celermajer DS (1997) J Am Coll Cardiol; 30:325.33

32. Ahmed N (2005) Diabetes Res Clin pract; 67:3-21

33. Koschinsky T et al (1997) PNAS; 94:6474-6479

34. Vlassara H et al (2005)Ann N Y Acad Sci; 1043:452-460

35. Negream M et al (2007) Am J Clin Nutr; 85:1236-43

36. Weijing Cai et al (2002) Molecular Medicine; 8(7): 337-346

37. Lin Ry et al (2002) Atherosclerosis; 163(2): 303-311

38. Uribarri J, Tuttle KR (2006) Clin J Am Soc nephrol; 1:1293-1299

39. Peppa M et al (2003) Diabetes; 52(11):2805-2813

40. Watala C et al (1996) Int J Biochem Cell Biol; 28:1393-1403

41. Duraisamy Y et al (2001) Angiogenesis; 4:277-288

42. Melponemi P et al (2003) Diabetes; 52: 2805-2813

43. Uribarri J et al (2011) Diabetes Care; 34:1610-1616

44. De Kreutzenberg SV et al (2010) Diabetes; 59: 1006-1015

45. Lu C et al (2004) PNAS; 102:11767-11772

46. Merico V et al (2010) Diabetes Care; 33: 2232.2237

47. Cai W et al (2008) Am J Pathol; 173:327-336

El potencial regenerador de una dieta natural, primordialmente basada en plantas y el ejercicio físico en las enfermedades crónicas más comunes

1. Hindhede M (1920) JAMA; 74 (6)

2. Egger G (2011) Advances in preventive medicine; Article ID: 149158.

3. Franco M et al (2005) American Journal of Epidemiology; 166(12):1374-1380

4. Comunicación personal de De Courtin con Egger

5. Comunicación personal de De Courtin con Egger

La solución: pasos específicos

1. Wilson, A et al. (2013) Nutrition and metabolism; 10(49)

2. Raichlen D. A, Polk. (2013) Proceedings of the royal British society; 280: 20122250

3. My Revenge is fraternity! Victor Hugo. Opening address to the peace congress. Paris, Agosto, 21. 1849)

ÍNDICE

Editorial LibrosEnRed

www.ingramcontent.com/pod-product-compliance
Lightning Source LLC
Chambersburg PA
CBHW020358270326
41926CB00007B/491